文春文庫

整体かれんだー

旬な身体になる

片山洋次郎

文藝春秋

Introduction

居心地のいい身体

私たちの身体は一息ごとにバランスを変えます。ただのひと時も同じ状態にとどまることはありません。整体では、とくに姿勢のバランス、身体の緊張・弛緩の変化のリズムに注目するわけですが、私がつね日ごろ整体の実際の現場で目にしているのは、一息で姿勢のバランスが大きく変わる瞬間そのものです。

＊季節のサイクルに乗る

自律的に次々にバランスを変えてゆくリズムをもっているのが身体です。自分自身と環境や自分以外の人との間の反応によっても、身体のバランスはつねに変わります。そして、季節の変化に対しても、身体はそのバランスを変えながら、いつも生きることの「最適化」を図っています。整体では、この季節に応じて変化しようとする身体の動きにうまく乗ることで、身体の活力を再生産していくことを目指しています。

身体の季節サイクルがうまく回れば元気を得られるし、季節のサイクルに乗り損なえば元気も出ず、体調もすぐれないということになります。つまり、季節の変化に対応して自ら能動的に流れに乗っていこうとする身体の勢いをテコにして元気を引き出すことは、整体の基本的視点なのです。季節は誰にでも訪れる基本的環境変化のリズムです。生きることの基本として、季節を身体の側から改めて見直してみましょう。

春

身体の季節サイクルは大まかにいうと、冬の間は寒さから身を守るために、自らをぎゅっと縮める体勢で身体からの放熱を防ごうとします。それが2月になると春への変化が始まり、頭から一気に気の流れがあふれ出し、頭蓋骨も骨盤もゆるんで(頭蓋骨のつなぎ目がゆるみ頭皮がたるむ。骨盤は拡がる)全身がいったん脱力し、リラックスした状態になります。

機械にたとえれば、一度全部のネジを外して分解し、油を差して組み立て直すようなもの。生理や出産、風邪を引いたときなどにも似たような状態になります。体表の気の流れが強くなり、皮膚の代謝も活発になり、冬と比べると皮膚にも湿り気を感じるようになります。

また体表の気の流れがつかえると皮膚炎などを起こしやすくなります。全身の反応もデリケートになるため、アレルギーを起こしやすかったりもします。この冬から春にかけての期間は、骨盤の反応(縮んだり拡がったりする振幅)が大きい季節(緊縮=冬、弛緩

＝春）なので、「骨盤期」といってもいいでしょう。

梅雨

梅雨に入ると身体は夏の体勢に変わり始めます。汗をかきやすく、放熱しやすい身体になろうとするわけです。まず敏感になる臓器は、腎臓などの泌尿器です。とくに泌尿器と関連するポイントを梅雨の前半に調整しておくと汗をかきやすくなるので、夏が来たときの身体のバランスが良くなります。梅雨時に身体がだるくなりやすい人や、夏に弱い人にとっては、大切なときです。

そして梅雨も後半になってくると胸の周辺部、とくに胸の下の方と上腹部（季肋部《きろくぶ》ともいう）がゆるもうとします。泌尿器にかわって、今度は胃腸など消化器の反応が敏感になります（食欲不振・便秘・下痢等）。

この梅雨後半（7月）は胃腸の働きを良くするチャンスでもあります。

夏

梅雨が明けると胸の中心部がゆるんで（胸筋の緊張がゆるむ）、いちばんの熱源（心臓）のある胸から直接放熱しやすくなります。暑苦しいと感じるときは、胸の真ん中あたりに熱がこもり、胸が硬くなっています（呼吸するときの胸の動きも小さくなります）。

冷房などで冷えて汗のかき方が少ないと、かえって余計に硬くなり、ひどい場合は胸全体が硬くなります。こうなると呼吸が浅くなってぐっすり眠れなくなるうえ、胃腸の働きが鈍くなるので食欲が落ちます。これがいわゆる夏バテの状態です。

秋

秋になると、ゆるんでいた胸が縮み始め、胸からの放熱が少なくなってきます。

秋が本格化するにつれ、汗は夏よりかきにくくなり、身体は冷えへの対応をスタートします。

敏感に反応する臓器は、腎臓などの泌尿器です。腎臓はどの季節でも、ひどく冷えると熱がこもり（腰の上の方にある腎臓のあたりに手でふれると熱感があり、ふれられた側も熱く感じる）むくみやすくなったり、おへその周りが膨《は》ってきますが、秋はとくに冷えがダイレクトに腎臓に影響しやすいのです。

また、冷えると春ほどではありませんが、頭から下りてくる気の流れがつかえてしまい、とくに10月頃はのぼせやすくなる（頭が熱くなる）ときでもあります。免疫反応が敏感になり、春に次いでアレルギーを起こしやすい時季でもあります。

冬

冬に入ると、骨盤を中心に身体全体がぎゅっと縮んで身体に熱を蓄えやすい、つまり寒さに強い身体になります。

骨盤がダイナミックに反応する「骨盤期」の準備は、11月から始まります。骨盤が縮むとき（骨盤の左右にある腸骨が中心に向かって閉じるように動く）は左側から縮むため、左右差が生じ、ある時期、骨盤はねじれた状態になります。これが腰痛を引き起こす場合もあります。骨盤と同期して、肩胛骨《けんこうこつ》も左側から縮むので、首の付け根にねじれが生じ「寝違い」で首が痛くなる人もいます。

以上が、大まかな身体の四季のサイクルです。実際には、地域やその年ごとに気候は違いますし、夏の冷房や冬の暖房など、人工的な環境からも影響を受けるので、身体のバランスの変化はさらに複雑になります。

また、身体に備わった自律的なリズムには、女性の生理などに反映される約1か月(4~5週)単位のリズムや、1日の中での変動もあります。

たとえば体温は、活動期である日中に備えて夜明け前から高くなりはじめ、午後、いったん低くなってから再び上昇、その後、低くなって睡眠中に最低になります。これは交感神経と副交感神経のどちらが優位に働くかによって現れるサイクルです。

本書では季節を月ごとにまとめてありますが、実際の節目になるのはたとえば1月であれば前月下旬のどこかの時点で変化があらわれます。気温等の絶対的高低より、相対的な変化に応じていると見られます。

✻難しい現代社会という環境

季節の変化はもちろん、生活や仕事の場、さらには周囲の人たちからの影響を受け、それぞれと響きあいながらバランスをとるのが私たちの身体です。自身と環境の間に生じる相互作用が速やかに、かつ柔軟に行われていれば適応はうまくいっていることになり、身心は伸びやかでしょう。しかし、現代の社会においては、私たちが本来もっているはずの元気をめいっぱい発揮することが難しくなっているのもまた事実なのです。

都会では通勤・通学の満員電車だけをとっても大きなストレスです。社会環境の変化も激しく、育児ノイローゼやＤＶ（ドメスティックバイオレンス）、学校等でのいじめも社会問題になっている昨今では、家族関係を始め学校や職場での人間関係も不安定になりやすいです。

つまり、もうひとつの「自然環境」ともいえるほど巨大になった人工的社会環境は、半世紀前と比べれば比較にならないくらい大きな影響を身体に与えています。

情報という環境

今日の洪水のような情報刺激の環境は、頭と胸に高い興奮状態をつくりだします。興奮した身体は弛緩できずに過剰に緊張するため、息を吐くときに、本来、息を吸うときよりもゆるむべき身体が充分なリラックス感を得られません。身体の緊張をゆるめて充分休息することができなくなるのです。

このような緊張によって呼吸が制限され、その身体のあり方そのものが、「とらえどころのない不安感」や「生きづらさ」「閉塞感」といった意識の支配的状況を生んでいる——。というのが多くの人たちの身体の現在だと思います。

環境や他者から制約を受けるのは、人間として暮らす以上、ある程度仕方のないことはいえ、自分で余計な制約をつくり、それを背負い込んでしまうのはあまりにもバランスが悪い。充分リラックスできなければ、力だって充分発揮できません。

身体的な判断

情報の激流の中では知的判断は無力化され、自分の居場所さえ見失いやすくなっています。しかし、自分の究極の居場所は自分の身体です。居心地のいい身体が知的判断の基礎です。もし、身体に根ざさない知的な判断のみに頼って生きるなら、私たちはいつしか情報の渦に巻き込まれ、元気をどんどん失ってゆくでしょう。

自分を活かし思いきり生きるには、知的な判断と同時に、身体的な感性に基づいた判断が欠かせないのです。知的な判断と身体的な判断が融合したところに、真の意味で能動的に生きるための個々の術があるのではないでしょうか。

✻身がまま整体で思い切り生きよう

身体そのものが60兆個の細胞が生きる生態系です。そこにも何万年にもわたってくり返されてきた自然環境の季節のリズムが織り込まれています。

季節に呼応して動く身体の勢いを、できる限りそのまま、積極的に活用する。これをくり返すことによって、生き物としての本来の自分の気持ちよさに対する感覚がよみがえってきます。これを助ける技法と考え方が「整体」であり、気持ちよく生きるための身体感覚を身につけなおして、身体の言い分に沿ってあるがままに生きることを目指すという意味で「身がまま整体」と私は呼びたいと思います。

身体は、その時々のエネルギーの状態について、その強弱はもちろん、安定しているのか、はたまた不安定なのか、あるいは転換期なのか、喪失期なのか等々、さまざまな情報を語り続けています。〝気持ちいい〟という感覚を通じて聴こえてくる身体の声に、ぜひ耳を傾けてみてください。

本当の気持ちよさは、静かで手応えがないものです。淡々と何気なく過ごしているときの、ほとんど意識されないような身心の居心地のよさといったらいいでしょうか。大きな盛り上がりもなく、言葉なんか浮かんでこない状態ともいえそうです。

それを味わうことで、はじめて身体の内側からわいてくる意欲や自信が感じられます。今より楽に生きられるようにもなると思います。身体の声をよりよく聴くために、この「かれんだー」を役立てていただければ幸いです。

もくじ

4月　春の仕上げ

5月　春が過ぎ、引き締まっていく身体

6月　梅雨入り。夏へ向かう身体へ

7月　梅雨から夏へ。胸は自家製のクーラー

8月 夏まっさかり。胸に弾力をつけ夏バテ防止

9月 残暑の中、胸を閉じていく感傷的な時季

整体かれんだー

旬な身体になる

骨の位置と見つけ方

●全身図

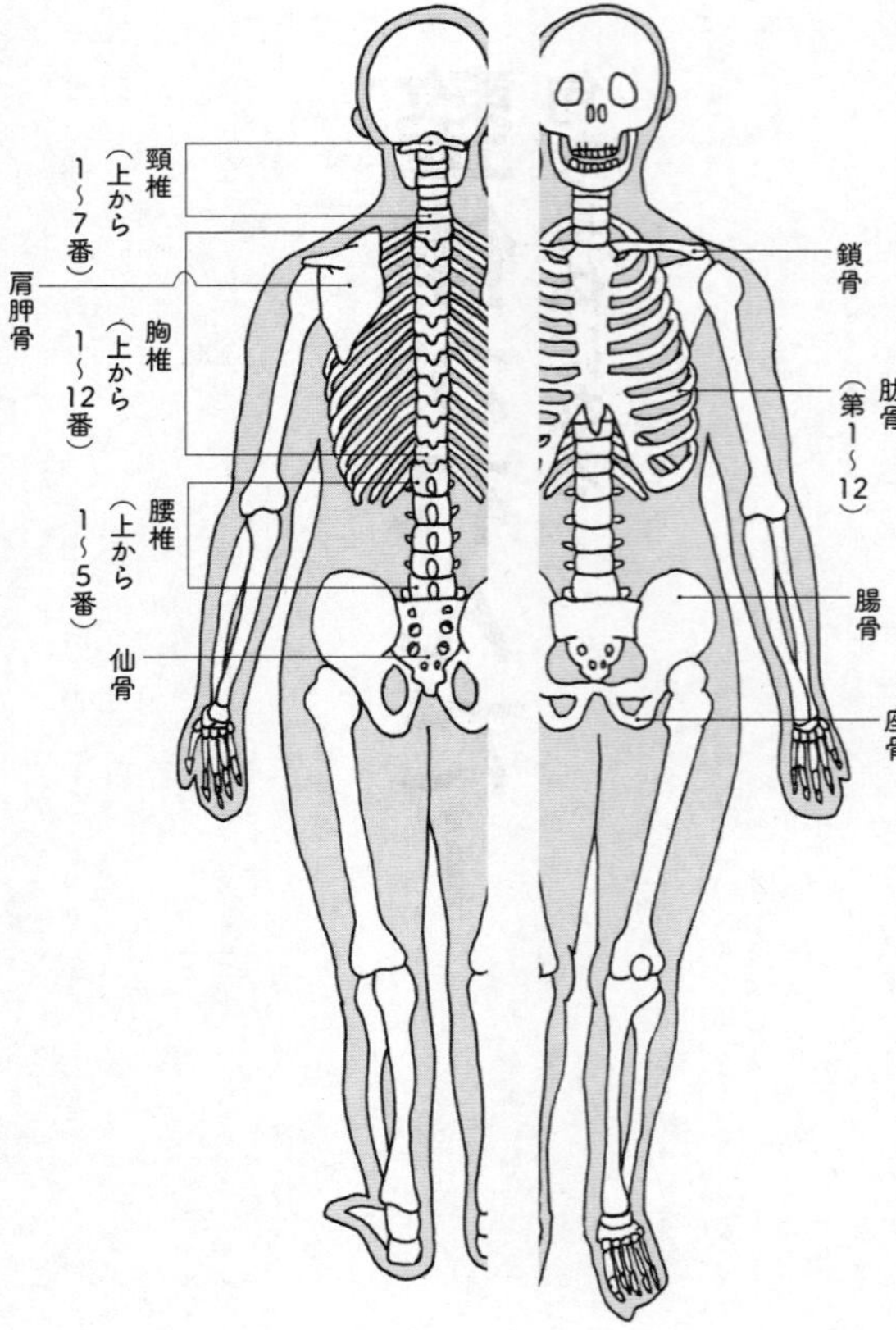

基準にしやすい骨の見つけ方を整理しておきましょう。

●頸椎（1～7番）

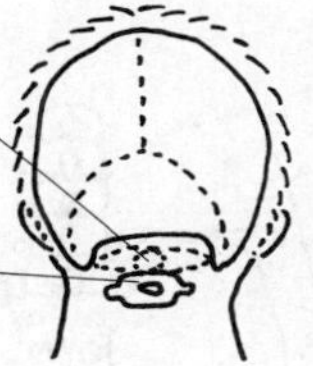
後頭骨と頸椎2番の間の凹みが「盆の窪」といわれます
いちばん上にふれる骨が頸椎2番

うつむいた時にいちばん出っぱる所が頸椎7番です

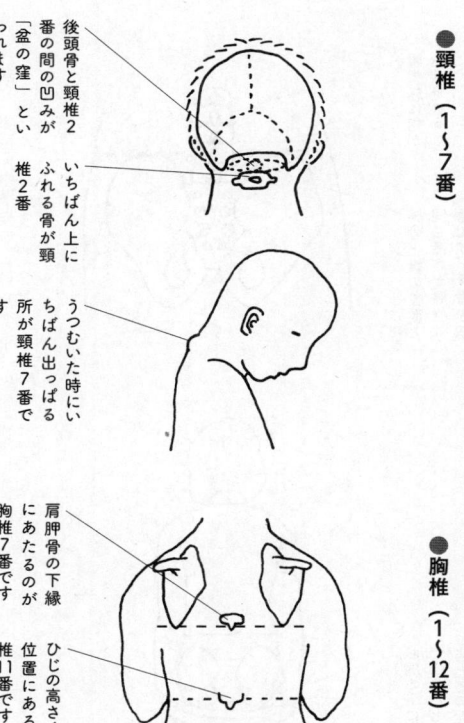

●胸椎（1～12番）

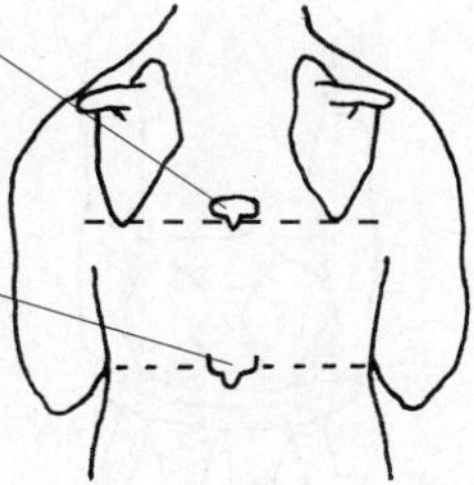
肩胛骨の下縁にあたるのが胸椎7番です
ひじの高さくらいの位置にあるのが胸椎11番です

●腰椎（1〜5番）

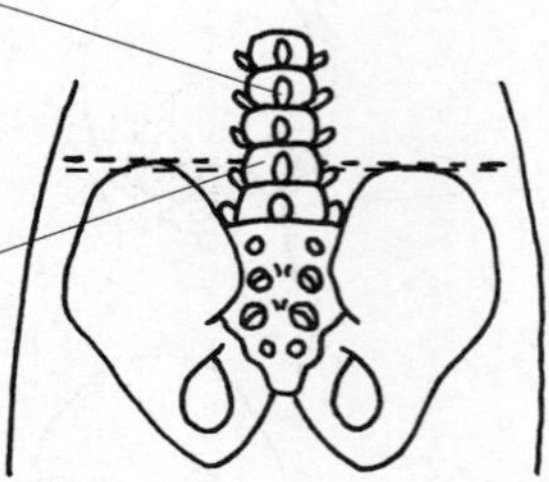
棘突起に指がふれられる
腸骨上縁の位置と同じ高さが腰椎4番です。4番を基準に棘突起をたどっていきます

●座骨

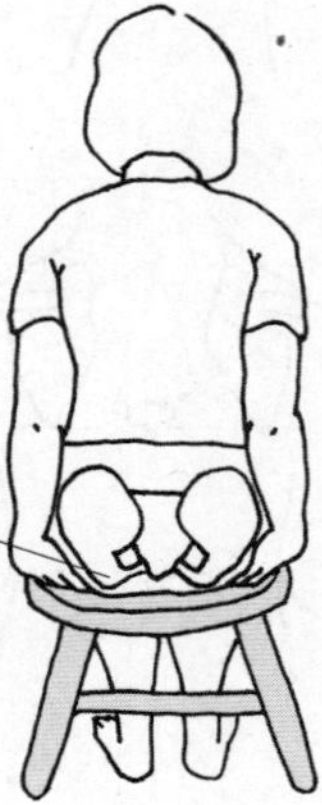
お尻の下に手を入れて座ったときに手に当たるのが座骨

2月

身体がリセットされる時季

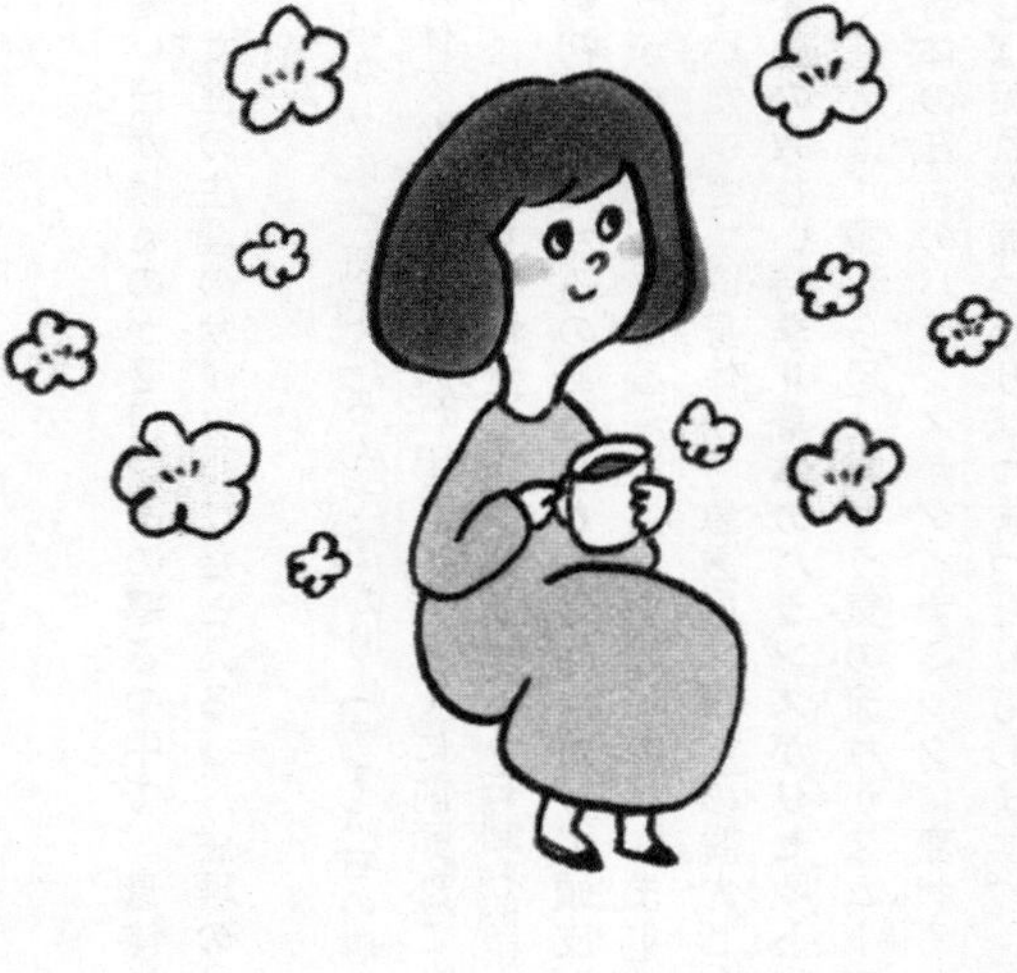

1年の中で最も変動の激しい時季

暦のうえでの春を迎えてからも、寒い日が続くのが2月。その寒さの中で、身体は一気に「春」のモードにシフトします。女性の生理のサイクルにたとえると、生理の3〜4日前くらいにあたるでしょうか。

骨盤の右側が「がくん」といわんばかりに一気にゆるんで広がり（まずは右の腸骨から）、こもっていた気（エネルギー）が体内から体表へ流れ出ます。とくに前頭部こめかみあたりから急に流れ落ちてくる感じになります。骨盤と同調して、**頭も右側**（前頭部）から先に緊張がゆるみはじめます。最初にこめかみのあたりから側面にかけて頭皮がゆるみ、それからさらには後頭部の頭皮がゆるゆるとたるんだような感触になります。

寒さから身を守るために縮こまっていた「冬」の身体が、急激に「春」の脱力した状態に変わってゆく。**1年の中で最も変動の激しい時季＝身体のバランスがリセットされる時季**ということです。移行がうまく進めば、頭から足に向かう気の流れがスムーズに良く流れますが、骨盤はもちろん、身体の左右のバランスがダイナミックに変わるためのねじれが原因で、あちこちでしばしば流れが滞ったり、つまったりもします。

とくに首と胸のつなぎ目ともいえる**胸椎1番**がねじれて、頭から下りてくるはずの気

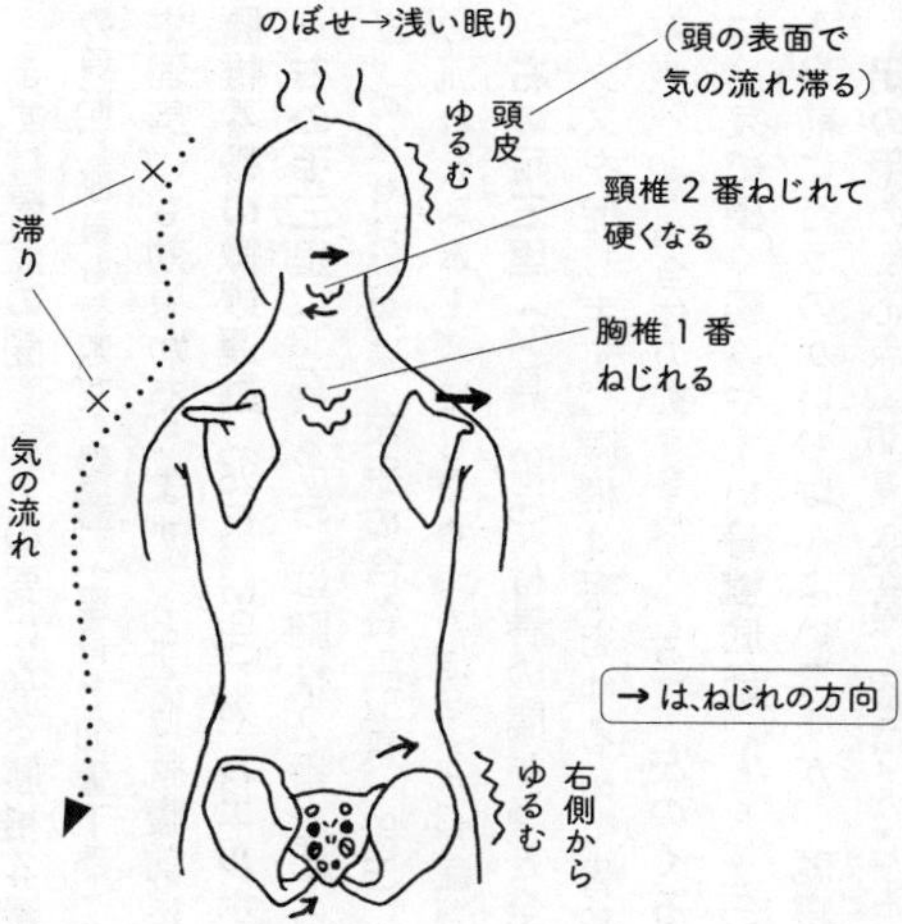

が頭や肩のあたりでつかえてしまうことが多く、こうなると頭だけが熱い**のぼせ**（＝頭の中に気がつまる）の状態になり、その結果、下半身は**冷え**ますから消化器系にも影響します。下腹・下半身が冷えると花粉症やアトピー、ぜんそくなど、アレルギー症状も起きやすくなります。風邪を含めて、身体はこうした症状を経過することで何とかバランスをとろうとします。

身体がゆるむ時は、まず右側から。したがって、この時季は、左よりも先にゆるむ**「敏感な右側」を中心に気の発散を促し**、身体全体を脱力へ向かいやすくすることがポイントになります。

2月のメニュー

　まずは骨盤の開く動きの要になる**腰椎4番**に弾力をつけます（腰椎4番の調整法は11月の項165、166頁も参照）。**骨盤（座骨と仙骨下部）の左側**をゆるめる（25頁、Pair）と、便秘、生理痛にも効果があります。とくに就寝前に行うとよいでしょう。ひとりでやる場合は**腰椎4番の微妙運動**（26頁、Self）や**カエルポーズ**（28頁、Self）を行いましょう。

右の手三里《てさんり》（30頁、Self）は胸椎2番をゆるめ、肩胛骨の動きを柔らかくします（肩こり・のぼせに効果）。**左手の合谷《ごうこく》**（32頁、Self）は胸椎1番をゆるめ、頭から下りてくる気の流れをスムーズにします（のぼせ・花粉症等のアレルギー・肩こり・頭痛）。

右の足三里《あしさんり》（34頁、Self）は春の間ずっと全身の気の流れの要になります。全身のリラックスを促します。腰椎4番をゆるめ、骨盤の開閉の動きを柔らかくします（腰痛・脚の疲れ・胃腸全体の動きを良くする）。**左のくるぶし**（36頁、Self）の整体は、まだ寒い時季に冷えで硬く縮みやすい骨盤底部（とくに左）をゆるめます（冷えの解消・便秘・生理痛）。入浴前に行うのがいちばんよいですが、就寝前でも大丈夫です。

足の甲の反応点（38頁、39頁、Pair）からも、首や骨盤をゆるめられます（頭痛・のぼせの解消・骨盤の弾力化）。

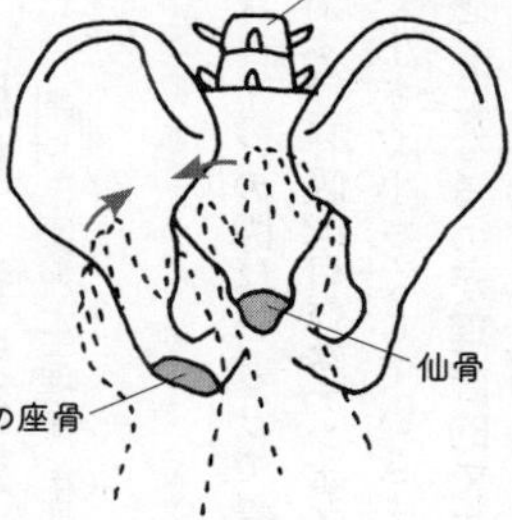

pair

①両手を近づけるように
ほんのわずかに力を入れ
②５〜６呼吸くらいかけて
ゆっくり力を抜く
③そのままキープしてもいいし、①②を数回くりかえしてもいい

骨盤のゆるみを調整（腰椎4番に弾力を）

広がろうとする「春」の骨盤の動きの中心となるのが、腰椎４番です。腰椎４番の動きが硬くなると、骨盤がうまく開閉しなくなります。弾力をつければ、骨盤の動きもスムーズになります。

骨盤は右側からゆるみ始めますが、２月はまだかなり寒い時季なので急に冷えたりすると、とくに骨盤底部の左側がぎゅっと縮んで硬くなり、冷えものぼせも強くなります。ゆるみにくい左側を調整することで腰椎４番に弾力をつけておきましょう。

受ける方はうつぶせで寝ます。施術者は横に座って図のように手のひらで相手の仙骨と座骨の左下にふれ、軽く両手を近づけるように押えてから力を抜いてゆきます。相手が呼吸するたびに骨盤が大きく動くようになるので、手のひらで骨盤の動きを感じられる程度に軽くふれておいて下さい。目安は２〜３分ほど。

腰椎4番の微妙運動

楽に　便秘、生理痛、生理不順、腰痛、冷え、肩こり

次ページの図はひとりで骨盤の開閉の動きを滑らかにし、腰椎4番に弾力をつける運動です。呼吸（自然なテンポで）に合わせてひざを閉じたり開いたりします。動きはなるべく小さく小さくしていきます。できれば数ミリほどの動きが呼吸につれて自然に起きる感じになるのが理想的です。この動きは骨盤がゆるもう（＝広がろう）としているとき（過労のときや生理のときなど）はゆるみ、身体が集中を求めているときは骨盤が引き締まる方向に反応します。

①まず仰向けに寝てひざを立てます。

②静かにひざを開閉する動きをしてみて、ひざがなめらかに動きやすいポジションに足を置く（人それぞれあるいはコンディションによってもポジションが変わる）。

③－a　広げるときに息を吸い、閉じるときに吐く

③－b　閉じるときに息を吸い、開くときに吐く

③のaかbかは人によって、またそのときのコンディションによってやりやすい方をやればよく、途中でaとbが自然に入れ替わってもよい。

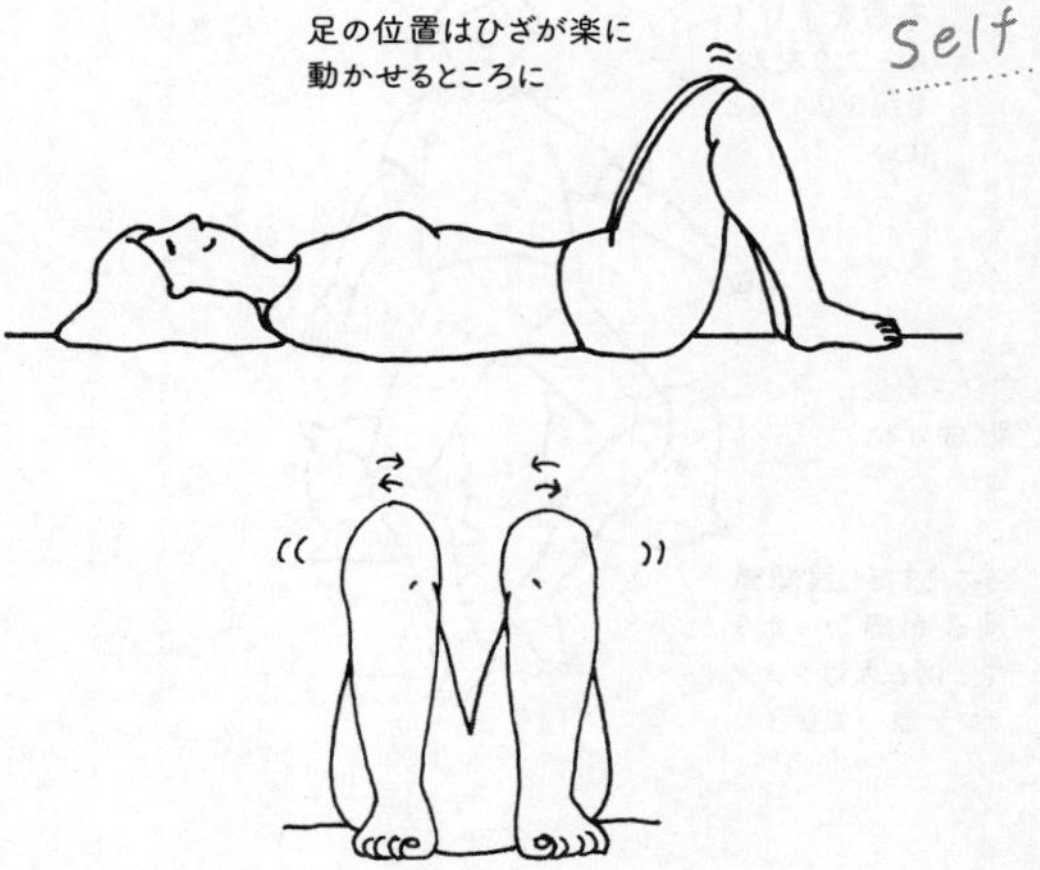
足の位置はひざが楽に
動かせるところに
Self

ひざの内側、上も内側同士を近づけ（くっつけ）たり離したりするように意識しても可。

④30〜50呼吸くらい行うのが目安となります。しだいに腰の下のほうが温かくなる、内腿と下腹が温かくなる、首のすぐ下背中側が温かくなる、といった反応が起きます。さらに脚（とくにひざから下）が涼しくなる、頭の周りが涼しくなると良いです（はじめのうちはとくに反応を感じなくても構いません。継続してやってみてください）。

眠る前に布団の中でやってもOKです（ただし布団をかけていると涼しさは感じにくい）。リラックスして眠くなるか、力が抜けてきたら、そのまま眠ってしまってかまいません。

Self

カエルポーズ（腰椎4番をゆるめる）

楽に　骨盤中心に全身のリラックス

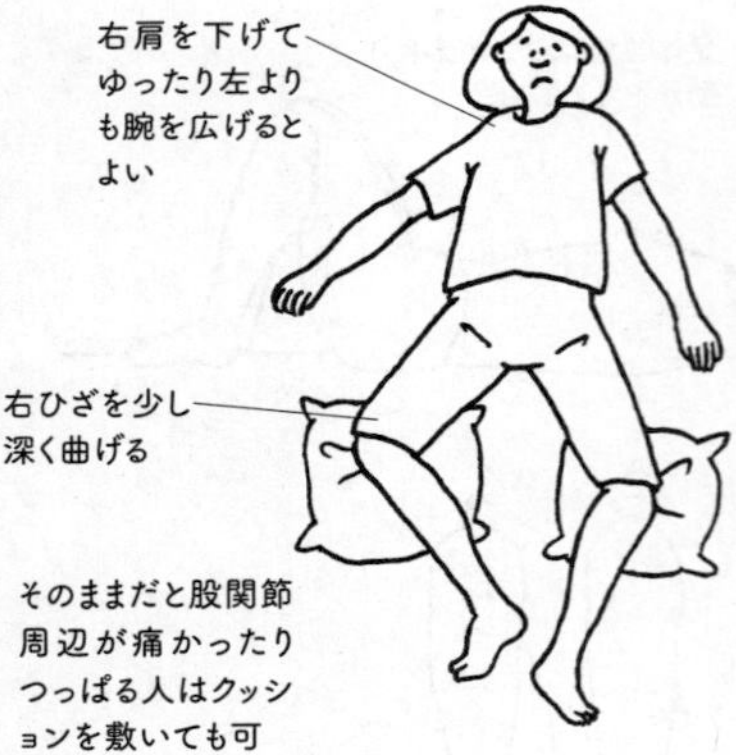
右肩を下げてゆったり左よりも腕を広げるとよい
右ひざを少し深く曲げる
そのままだと股関節周辺が痛かったりつっぱる人はクッションを敷いても可

これもひとりで腰椎4番をゆるめるポーズです。

仰向けに寝てカエルのような格好に脚を曲げます。この時、右ひざをやや深く曲げて、左右の足裏をずらすようにするのがコツ。腰が緊張しない楽な位置を探してみてください（左利きの人も同じポーズです。基本的にはほとんどの人が左側が緊張しやすいからです。反対にどうしても左ひざをより曲げた方が楽ならそれでOKです。ようするにリラックスできればいいのです）。

股《こ》関節《かんせつ》などが硬くてこの格好がつらい場合は、ひざの下にクッションなどを敷くといいでしょう。腰の下が温かく、脚と腕の周りが涼しくなったらOKです。5分くらいが目安です。

■素朴な疑問Q&A

Q　しだいに腰椎のあたりに不思議な違和感(痛くはありません)を感じたのですが、これはいいことなのでしょうか。

A　ピクピク、ムズムズするような反応をすることもあります。それでOKです。もし股関節周辺がキツい感じなら脚のポジションを楽なように変えて下さい。

上半身のリラックス（右の手《て》三里《さんり》）

楽に　のぼせ、肩こり

春の「のぼせ」対策になるツボが右の手三里です（次頁の図参照）。ここは胸椎2番の動きに関連しており、肩のあたりに滞った気の流れを整えることができます。

右ひじを軽く曲げて、左の手のひらでひじの外側をふわっと包み込むようにしてください（このとき反応を感じようとして必死にならないように。感じにくい人もいるので、なんか楽な感じ、気持イイ感じくらいでOKです）。

背中の上の方が少し温かくなり、肩の上のあたりに涼しい感じがでてきたら、流れが良くなったサインです。10呼吸ほどで左手の力をゆるめなおす。反応がよくわからない場合でも10呼吸×3セットくらい続けてください。右の手三里のまわりがじわっと温かくなるだけでもOKです。

身体の右側の調整は、気の発散をうまく進め、とくに首や肩のまわりのリラックスを促すために行います。

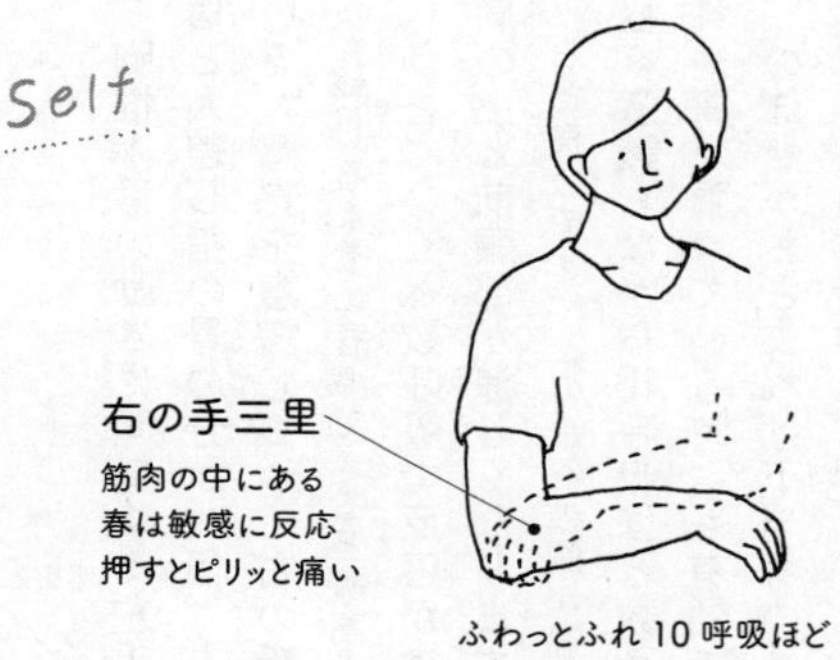
Self
右の手三里
筋肉の中にある
春は敏感に反応
押すとピリッと痛い
ふわっとふれ 10 呼吸ほど

■素朴な疑問 Q&A

Q 少しでもツボとずれたら反応というのは起きませんか。

A 敏感になっているツボを選んでいるので、かなりアバウトで大丈夫です。キッチリしようとしすぎるとかえって緊張してうまくいきません。

Q ひじを台の上に乗せても効果はありますか。

A リラックスできるほど良いので、ゆるむ感じがすればどこに置いてもいいですよ。

のぼせと冷えをとる（左手の合谷《ごうこく》）

楽に　のぼせ、肩こり、花粉症、頭痛

胸椎1番の動きに関連する左手の合谷も、春の「のぼせ」対策になります。場所は親指と人差し指の骨の分かれ目。右手でふれているというよりは、左手側の「ふれられている」感覚を意識しつつ、右の手のひらで軽くふれるようにします（合谷の側から手のひらを感じるように意識できると最高！）。

うまくいくと数呼吸で反応がはじまり、首のつけ根とみぞおちのあたりが温かくなり、肩の上と前頭部が涼しくなります（手に力が入っているとうまくいきません。何回かゆるめてみると良いです。左の合谷の側が温かいという感じを受ければ反応は始まっています）。反応を軽く意識しながら10呼吸ほど数えて、手をゆるめなおして2〜3セット。これは目の疲れや肩が張っている時にも有効です。

のぼせがおさまれば下半身の冷えもとれます。この時季、身体の左側の調整は、冷えをとるために行います。

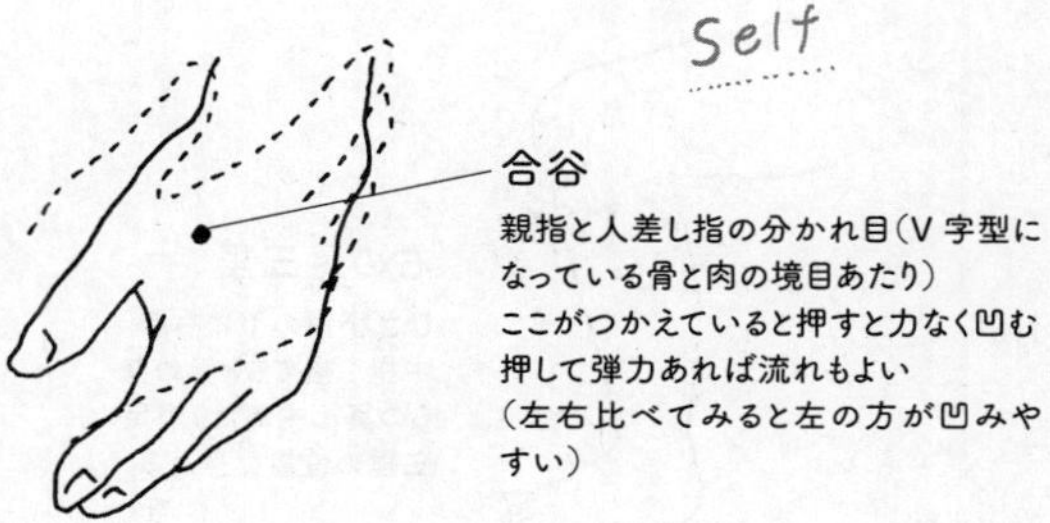
Self
合谷
親指と人差し指の分かれ目（V字型になっている骨と肉の境目あたり）
ここがつかえていると押すと力なく凹む
押して弾力あれば流れもよい
（左右比べてみると左の方が凹みやすい）

■素朴な疑問Q&A

Q　温かいのは感じましたが涼しい感じが分かりません。そのまま続ければいいのでしょうか。

A　温かいのは身体の中、涼しいのは身体の表面なのですが、どちらかに偏って感じやすい人もいるので、それで充分です。頑張らなくていいです。

お腹を温める（右の足三里《あしさんり》）

楽に　腰痛、脚の疲れ、便秘、腸の過敏症

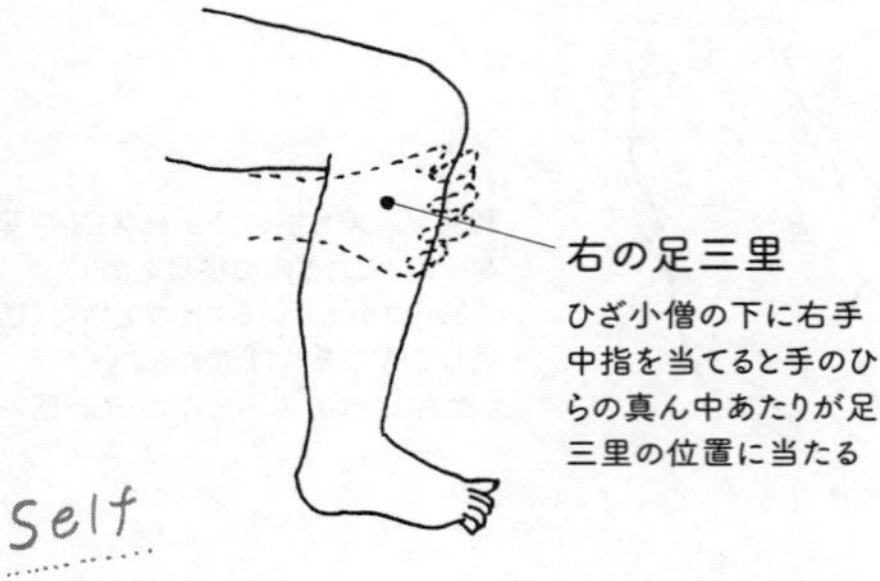
右脚
右の足三里
ひざ小僧の下に右手中指を当てると手のひらの真ん中あたりが足三里の位置に当たる
Self

腰椎4番に関連する足三里は足腰と同時に胃腸に効くツボともいわれています。場所はひざのすぐ下の外側。2〜4月の春の3か月間、ここが気の発散（リラックス）の要になるので、両手を組んで手のひらでふわっと包み込むようにふれてください（手のひらと足三里の間に隙間があるくらいがよい。普通は「立てひざ」の姿勢がやりやすいと思いますが、体が柔らかく仰向けの姿勢で寝たまま楽にふれられるという人はそれでも大丈夫。楽な格好なら何でもOKです）。目安は10呼吸×3セットくらい。手首、ひじの力を抜いてゆきましょう。うまくゆくと、お腹の中、腰、背中の上の方が温

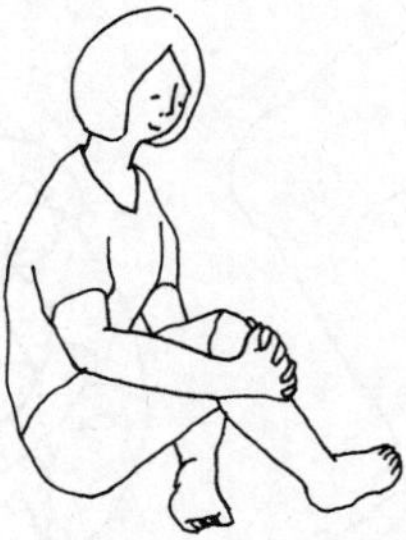

両手を組んでから力を抜くと
やりやすい。楽な姿勢でよい

かくなり、腕と脚の周りが涼しくなります。
お腹の中がグルグル動き出すこともあります。
この時季に敏感なのは、基本的に右の足三里です。

■素朴な疑問Q&A

Q　途中で手を離してもいいものでしょうか。
A　休み休みでOK。力が抜けていることが大切です。
Q　お腹の中がボコボコッと動きましたが、これは反応ですか。
A　その通り！　それだけでもOKです。

お腹を温める（左のくるぶし）

楽に　冷え、生理痛、便秘

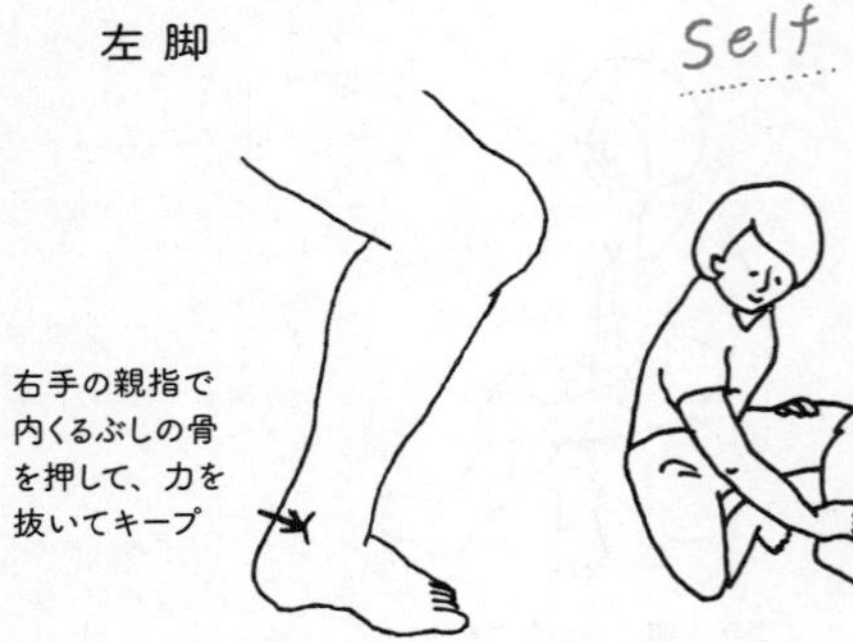
Self
左脚
右手の親指で内くるぶしの骨を押して、力を抜いてキープ

この時季、左のくるぶしは骨盤底部の左側が冷えで縮むのと同時にねじれて硬くなりやすいので、くるぶしの硬さをゆるめるようにします。やり方はふたつあります。

ひとつは、右手の親指で内くるぶしを後ろ側から骨に向かって、いったんやや強めに押さえて（当ると痛い）、そのままゆっくり力を半分くらい抜いてゆるめ、わずかに押したままキープ（10呼吸ほど）します。

もうひとつは、くるぶしを右手で大きくつかんで軽く外側方向にねじり、ゆっくり力を抜きながら戻し、そのままふわっと包むようにふれておく（このときはむしろゆるめるため

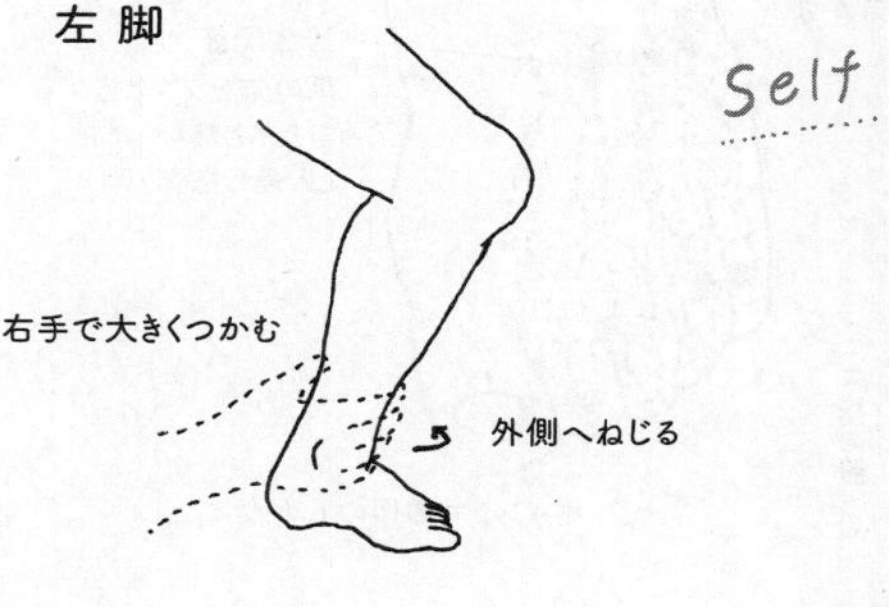

に少しねじると考えて下さい。手の力が抜けていることが大切です)。

どちらも10呼吸くらいかけるのが目安。10呼吸したところで手に力が入ってしまう場合も多いのでリキみ加減を確認してもう一度ゆるめ直してやるともっと良い。2~3セットくり返しても良い。骨盤の下とお腹の下の方がじんわりと温かくなったらOKです。

■素朴な疑問Q&A

Q　温かく感じたりするのはどのタイミングが多いのでしょうか。ねじって戻す最中ですか。

A　手の力をゆるめると同時にくるぶしの側もゆるんで温かくなります。つまり力が入っている間は感じにくいということです。

気の流れと右足の甲のポイント

楽に

のぼせ、便秘、アレルギー

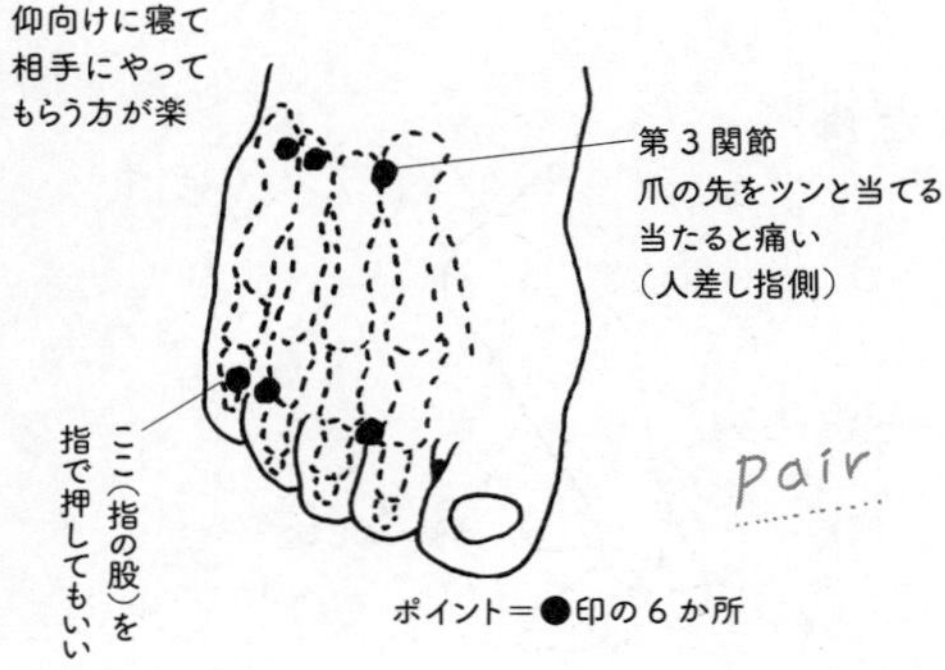
仰向けに寝て
相手にやって
もらう方が楽
第３関節
爪の先をツンと当てる
当たると痛い
（人差し指側）
ここ（指の股）を
指で押してもいい
pair
ポイント＝●印の６か所

足の甲にも何か所かポイントがあります。右足の人差し指と中指の間（第3関節）は胃腸と腰椎4番に関連。薬指と小指の間（第3関節付近の骨と骨の谷がなくなるあたり）は、頭（のぼせ）と胸椎5番（アレルギーなどの免疫反応に関係）にリンクしています。ここを爪の先でツンと当てるように押し、刺激することで気の流れがスムーズになります。

軽く押すだけで痛い場所を爪先で探ってください。見つけたらそのまま30秒（or 10呼吸）くらいキープ。場所がよく分からない場合は、指と指の間（指の股）を広げるように押さえてもいいでしょう。この時季は敏感になっているので力を入れて押さなくても痛く感じる人が多いです。

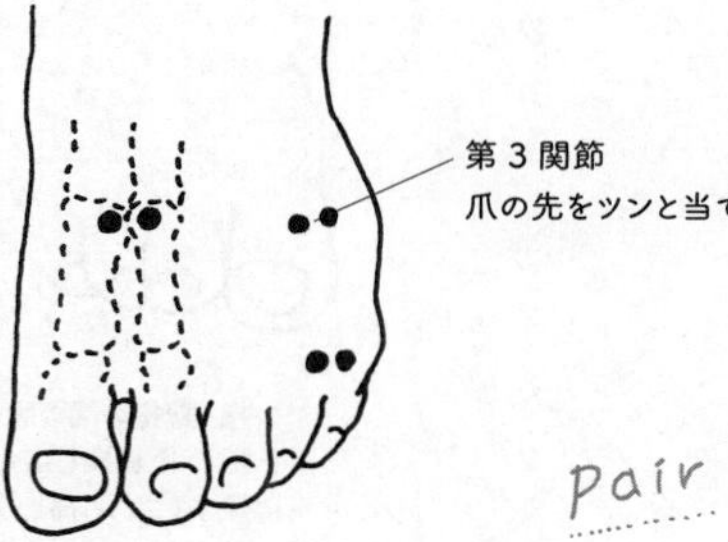

気の流れと左足の甲のポイント

左足のポイントもふたつ。親指と人差し指の間（第3関節）は骨盤の弾力（腸骨のゆるみと縮み）の中心になる腰椎4番と関係。ここを刺激すると腰とお腹の中が温かくなります。

薬指と小指の間（第3関節）は、頭（のぼせ）と胸椎5番に関係しています。ここも指先で押して刺激するか、指と指の間を広げるように押しておきます。やり方は前ページの右足と同じ。首から背中にかけて全体的に温かくなります。

どちらも自分でやるのは姿勢がキツくて難しい人が多いですが、なるべく楽な姿勢を選んで試してみて下さい。またポイントを探ろうとするとつい力が入りますが、力が入ると当りにくいです。力を抜くことを意識しましょう。

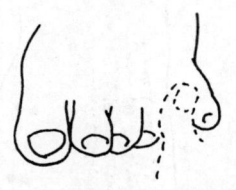

小指・薬指の間の股の部分を指の骨を押し広げるように押す（これも痛い）

■素朴な疑問 Q&A

Q　足の甲を押すと腰椎や骨盤の動きがよくなるということなのですか。

A　不思議なようですが、離れた部分同士が互いに反応するんですね。

Q　靴下の上から押してもいいですか。

A　全然OKです。

Column 春の身体

人間は「冬眠」しない動物ですが、その代わり「春眠」するのではないか、と思うことがあります。2月からはじまる「春」は、骨盤、頭、肩胛骨など、身体の右側のゆるみとして最初に現れ、次にゆるみにくい左側、さらに再び右側と、交互にテンションを下げながら脱力化を進行させます。

左右がそろい、全身がゆるみきったところで、身体をだるく感じたり、やけに眠かったりするんですね。これが「春眠暁を覚えず」という、身体のお休みモードです。やがて、身体がすっと軽くなって骨盤の動きに弾力が出てきますので、この時「春-夏モード」に切り替わったとみます。

春は体内にためこんだよけいなものを排泄する、整理・大掃除の時季と考えるとよいでしょう。激しいともいえる変動の中で、身体のバランスをうまくリセットできれば、春-夏モードに入った時に、その人に備わっている本来の元気が発揮されやすくなります。

ですから、身体の反応がデリケート(敏感)になる春先は、できるだけ刺激や興奮を避けて、のんびり、ゆったりするのが上手な過ごし方です。昔から「木の芽どきは具合が悪くなりやすい」といわれており、身体的にはテンションを上げて何かを新たにはじめるより、「終わらせる」方が適しています。避けられないことはやむを得ませんが、先のばしにできることであれば、骨盤に弾力が出てくる時季（初夏）まで待つとエネルギーの波に乗りやすくなります。

3月

最も敏感な排泄期

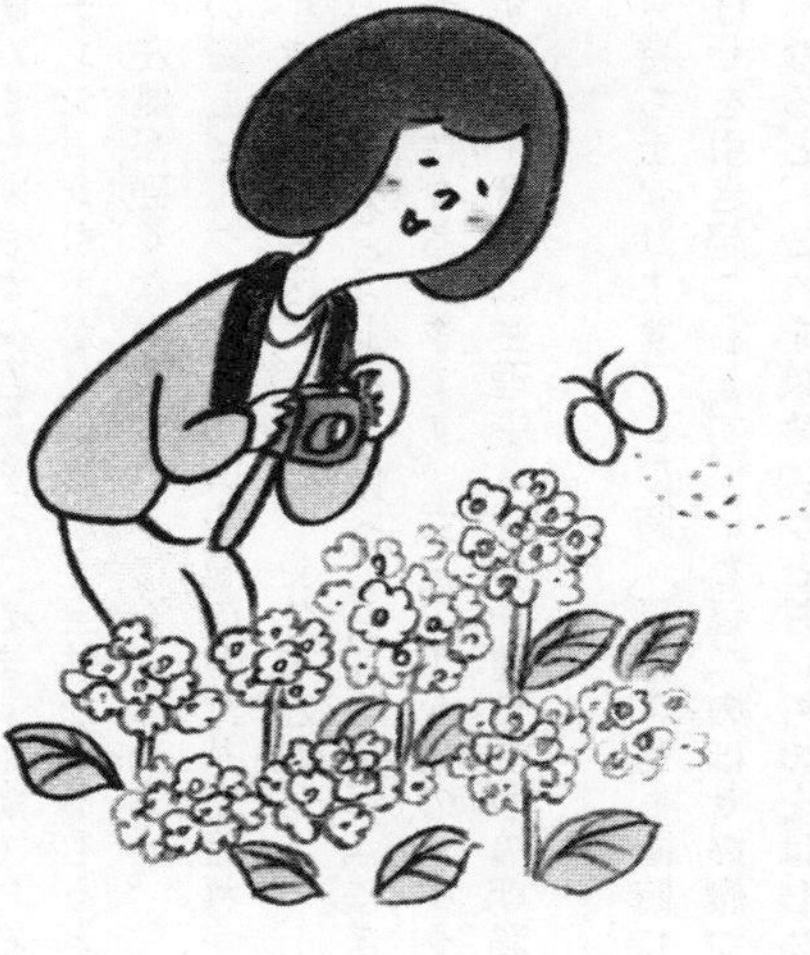

もっとも「にぎやか」に身体が反応する月

3月は「三寒四温《さんかんしおん》」といわれ、暖かさと寒さが交互にやってきます。すでに右側がゆるみつつある身体は**左側**の筋肉のテンションも下がりはじめ、全体がゆるもうとします。しかし、急に冷えこんだりすると、左側が硬くなってゆるみにくくなります。

頭から流れ落ちてくる気の流れの量もピークを迎え、頭や肩のあたりで流れがつかえると、花粉症などのアレルギーを引き起こす要因に。また、身体の左側はどうしてもゆるみにくいため、下痢などの症状を経てゆるもうとする場合もあります。「にぎやか」といってもいいほど、身体の反応が敏感になる時季です。女性の1か月のサイクルでいえば、2月が生理前の準備期だとすれば、3月は生理中と同じ一種の排泄の期間にたとえられます。

骨盤は、**腸骨**が開こうとしながら持ち上がります。この時、**腰椎1番**も同時に持ち上がって動きが硬くなり、これが**のぼせ**を引き起こします。いわば「のぼせの腰つき」です。お腹の力が抜けて頭だけが熱くなると、これを鎮《しず》めようと甘いものをはじめ、無性にものが食べたくなる人も少なくありません。ところが、食べすぎは、のぼせを昂進させてしまう。3月は食べすぎないように心がけるといいです。秋・冬の食べすぎより影

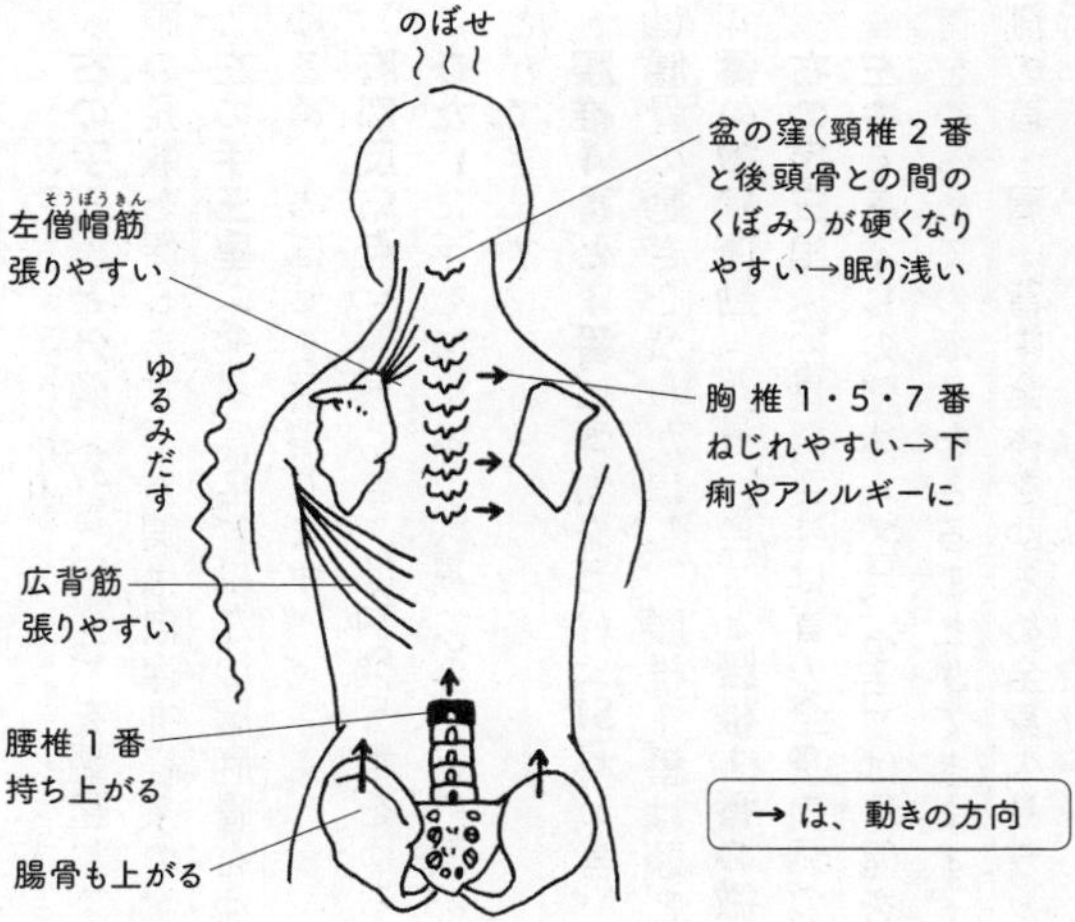
のぼせ
盆の窪（頸椎2番と後頭骨との間のくぼみ）が硬くなりやすい→眠り浅い
左僧帽筋《そうぼうきん》
張りやすい
ゆるみだす
胸椎1・5・7番
ねじれやすい→下痢やアレルギーに
広背筋
張りやすい
腰椎1番
持ち上がる
腸骨も上がる
→は、動きの方向

響が大きいからです。ただし「甘いものをやめよう」と考えると、よけいに食べたくなったりします。お菓子を食べたくなったら、「のぼせているのかな」と気づき、右の手三里を温めるなどの方法を試すといいでしょう。

3月は、うまく脱力することがポイントになります。とくに**左側の骨盤**と**肩胛骨の周辺**の緊張を早くゆるめることが重要です。毎年、花粉症に悩まされている場合は、この時季の身体を調整することで症状が軽減します。翌年から楽になったりする場合もありますので、日中も眠かったりする3月を、ゆるくあせらずに過ごしてみてください。

3月のメニュー

右の手三里《てさんり》と外関《がいかん》（47頁、Self）を調整します。右の手三里は肩胛骨の周りをゆるめ、頭の発散を促します。外関は自律神経系の働きを安定させます。

左の手三里（48頁、Self）は左の肩胛骨をゆるめます。**合谷《ごうこく》**（48頁、Self）は胸椎1番をゆるめ、のぼせを解消します。

胸部反応点（48頁、Self）は胸椎5番をゆるめアレルギー反応を鎮めます。

ひたいに手をあてる（50頁、Self）と前頭部の緊張を直接ゆるめ、のぼせを解消することができます。

腰椎4番と1番に弾力をつけ（51頁、Pair）骨盤をゆるみやすくしましょう。腰椎4番は腸骨の動きを滑らかにし、腰椎1番は頭と首もゆるめます。ひとりでやる場合は**腰椎4番の微妙運動**（26頁、Self）と**腰椎1番の微妙運動**（53頁、Self）を行います。

右の足三里（55頁、Self）は春の全身の気の流れの要になります。

左のくるぶしの整体（56頁、Self）は骨盤をゆるめ、**アキレス腱**の整体（56頁、Self）は首をゆるめてのぼせをとることができます。**左の広背筋**をゆるめる（57頁、Pair）と、左側の首・肩・背中全体をゆるめ全身のリラックスをもたらし、花粉症対策にもなります。

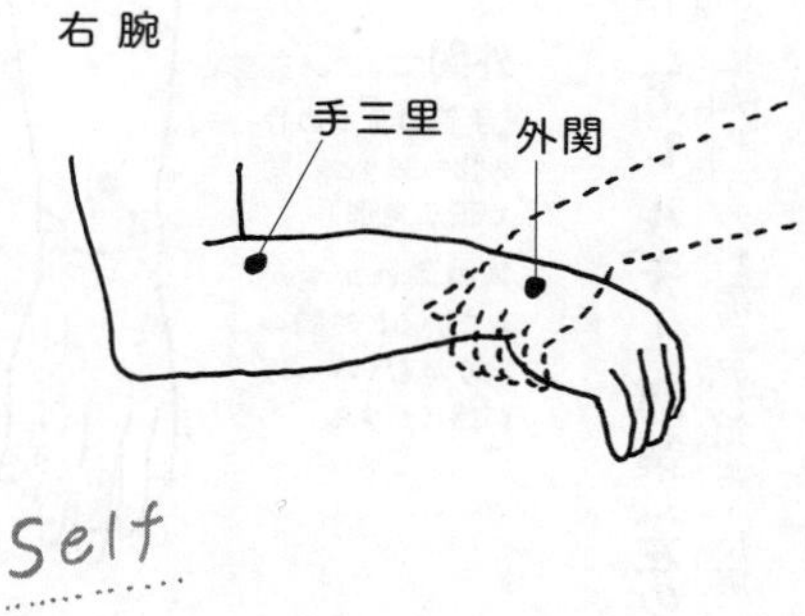

頭と胃腸をすっきり（右の手《て》三里《さんり》と外関《がいかん》）

楽に　花粉症、交感神経の興奮を鎮める、胃腸の活性

2月と同じように胸椎2番に関連する右の**手三里**を調整して気の流れを整えましょう。右ひじを軽く曲げて、左の手のひらでひじの外側を包み込むようにしてください（腕をずっとあげているのがしんどいときは、ひじを机に置いたりしてもいいです）。

背中の上の方が少し温かくなり、肩の上が涼しい感じがでてきたらOKです（30頁も参照）。温かくなるのは、カイロなどで物理的に温めるのとは異なり、手と穴《ツボ》の間で互いに反応し合いながら気の流れが良くなるからです。

3月はさらに頸椎6番と7番に関係する、右手の手首の外側にある**外関**も三里と同じように温めます。うまくゆくと気の流れもよくなり肩の上が涼しくなります。これで胃腸の動きも良くなり、排泄もスムーズになります。

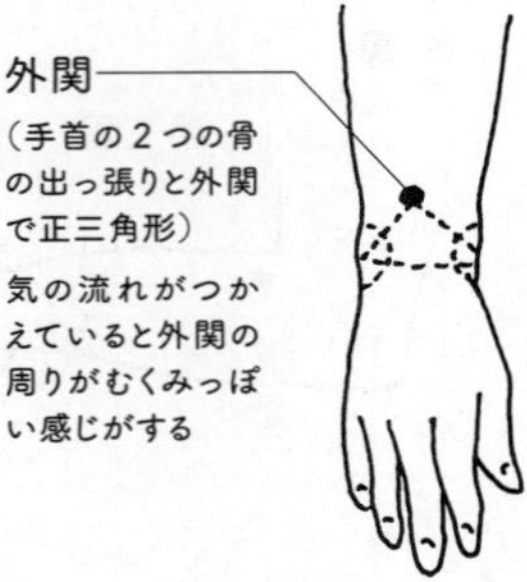
外関
（手首の２つの骨の出っ張りと外関で正三角形）
気の流れがつかえていると外関の周りがむくみっぽい感じがする

アレルギー対策（左の手《て》三里《さんり》、合谷《ごうこく》、胸部反応点）

楽に　花粉症、アレルギー反応

3月は右だけでなく左側も敏感になるので、左の手三里も手のひらを軽くあてて調整します。同様に合谷にもふんわりとふれてください（どちらも10呼吸くらい）。

また、二の腕の真ん中あたり、肩とひじの中間に位置する胸部反応点は胸椎5番に関係しており、ここにふれることで呼吸が深くなり、アレルギーなどの炎症を起こしてい

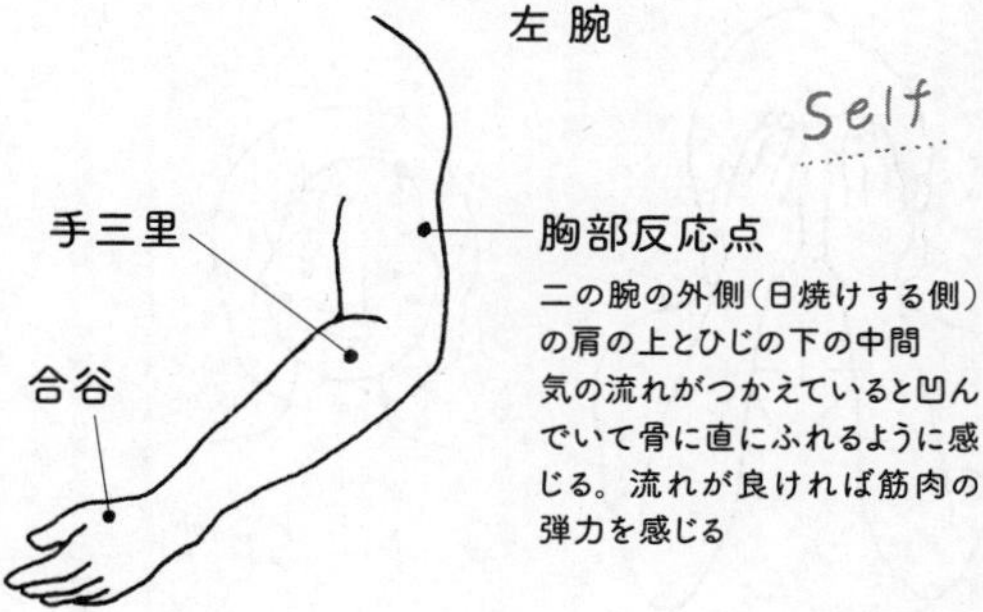
左腕
Self
手三里
胸部反応点
合谷
二の腕の外側（日焼けする側）
の肩の上とひじの下の中間
気の流れがつかえていると凹ん
でいて骨に直にふれるように感
じる。流れが良ければ筋肉の
弾力を感じる

る身体を鎮静化できます。この部分も同様に調整しておきましょう。

胸の中心が温かくなり、腕や肩の周りは涼しくなったら気の流れが良くなったサインです。花粉症の症状が出ている時は、頭の熱さ（のぼせ）が少しとれるだけでも大分楽です。

■素朴な疑問Q&A

Q　服の上からやっても効き目はありますか。

A　全然大丈夫。

Q　3つの場所を温める順番は決まってますか。

A　どこからでもOKです。

ひたいに手をあて、のぼせをとる

楽に

花粉症、眼の疲れ、頭痛

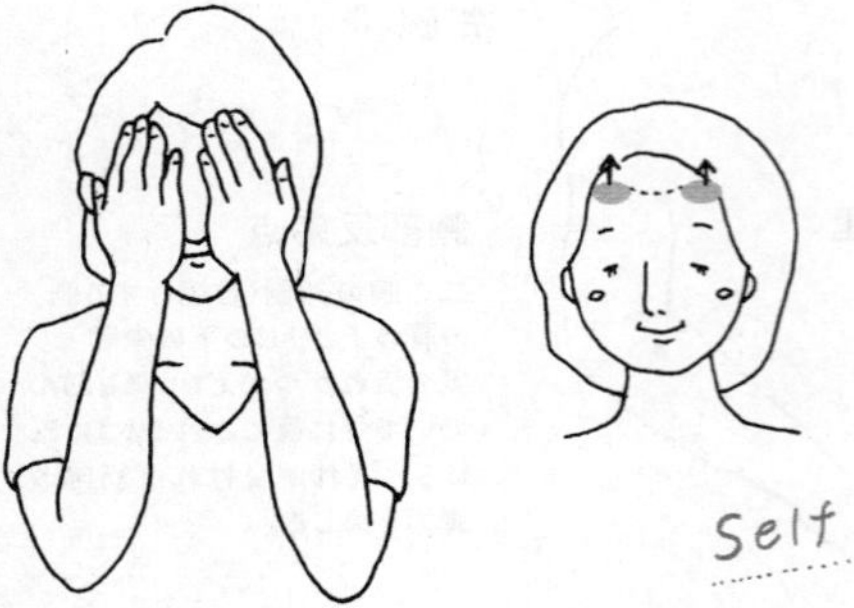

まず、両手の指先でおでこをさわって、おでこの皮をごくごく軽く上にスライドさせてみます（数ミリくらい、動く感じがあればOK）。引っかかりの良い（抵抗が強い）方向があるはずです。そちらの方向に再度軽く引き上げます。そのまま指先の力をゆっくり（3呼吸以上かけて）抜いていき、しばらくふれるかふれないかという感じにして、そのままの状態をキープします。息は止めずに、普通にしてください。目安は10呼吸くらい。10呼吸したら改めて指の力をゆるめてみましょう。数回くり返すといいです。頭の緊張がとれてくると、みぞおちからお腹の下の方が温かくなり、肩の上、腕の周辺が涼しくなります。また、のぼせていると手が冷たく感じますが、のぼせがとれると手が温かく感じます。

骨盤の動きを調整（腰椎4番と1番）

楽に　のぼせ、腰痛、便秘

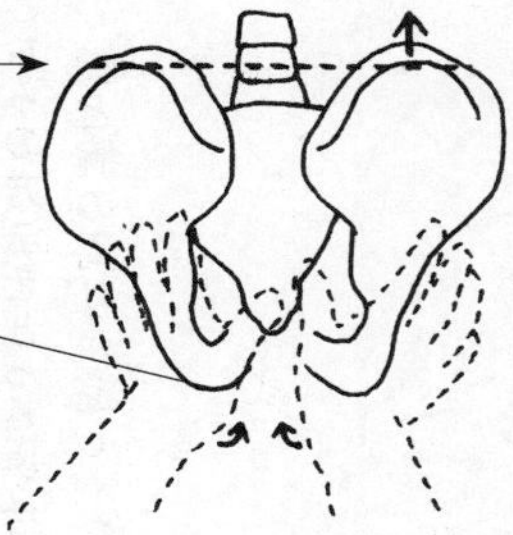

通常の位置
（腰椎4番の高さ）
座骨（座るときイスの座面に当たる骨）
pair

今月も2月と同様に腰椎4番と、さらに腰椎1番にも弾力をつける調整を行います。ふたりで行う場合は、うつぶせになった人の左右の座骨の下にふれ、手のひら部分で軽く内側に絞るようにしながら少し持ち上げるような感じに押さえ（＝上がっている腸骨をさらに少し持ち上げる）、そこで数呼吸キープします（手のひらの感触で呼吸の動きが感じられるように力を抜いて、姿勢を楽にするといいです）。

施術者は相手の呼吸に注目します。ゆっくり手をゆるめていくと（目安3〜5呼吸）、自然に骨盤の呼吸運動が大きくなります（変化がよく分からない時は数回くり返してください）。呼吸が充分深くなるまでそのまま。

これで骨盤と同時に腰椎4番、1番にも弾力が出てきます。

なお、骨を押すのが目的ではありませんので、骨に当たるまで絞る感じではなく、押さえる大体の方向が合っていれば大丈夫です。

ひとりで腰椎4番をゆるめる場合は、2月に紹介した方法と同じです（26頁、28頁参照）。

どちらの方法をとった場合も、数分して腰の下・下腹の中が温かく（体表は涼しく感じる）、脚と腕の周りが涼しくなったらOKです。

腰椎1番の微妙運動

楽に　のぼせ、寝つきの改善

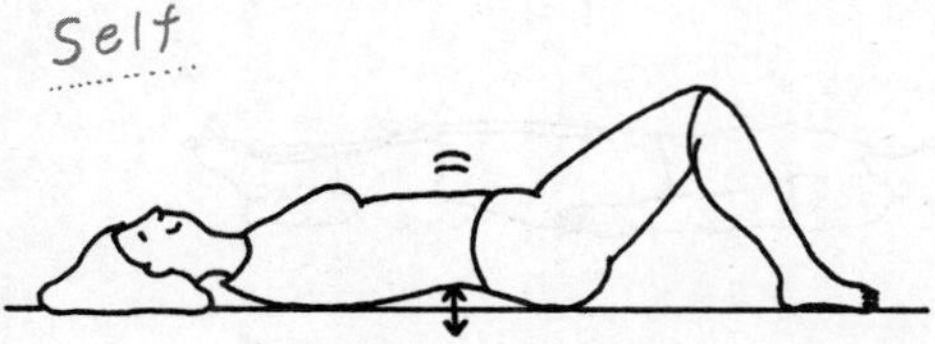

反らす動きをだんだん
小さくしてゆく

春3月は1年中でもっとものぼせやすい時季です。のぼせると腰椎1番が硬くなります。腰椎1番をゆるめることにより、首の緊張をゆるめ、頭から脚への気の流れを促します。

バンザイの格好をして寝たくなるときや、ひたいに腕を乗せて寝たくなるようなときは、すでにのぼせているときです。寝つきが悪いようなとき、いつでも有効です。

①仰向けに寝てひざを立てます。
②息を吸いながら腰を少し反らします。
③息を吐きながら反らした腰を元に戻します。
④呼吸ごとにくり返しながら腰の動きをだんだんより小さく微妙にしてゆく。できれば1センチ以内に（呼吸は鼻から吸って鼻から吐く）。

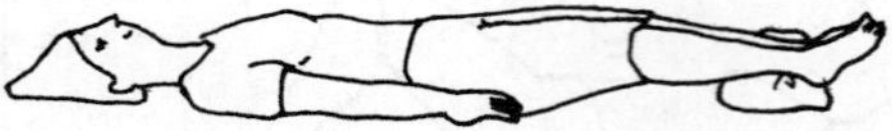

背中が温かくなって、脚（とくにひざから下）が涼しくなってきます。2〜3分で背中が温かくなってきたらOKです。もっとうまくいくと頭の周りが涼しくなってきます。そうなったらのぼせがとれ、眼の疲れ、頭の興奮も鎮まります。

もっとリラックスするために

仰向けに寝て足首（アキレス腱）のあたりを中心にして座布団くらいの厚さのクッションなどを敷いて、足先が少し持ち上がった状態にする（これで首の緊張がゆるむ）。この状態で5分ほどリラックスしましょう。脚（とくにひざから下）が涼しく感じます。本を読みながらでも、そのまま寝てしまっても構わないので、寝る前にベッドの中でやるのもオススメです。

Self

全身の気の流れを調整する（右の足三里《あしさんり》）

楽に

花粉症、腰痛、便秘

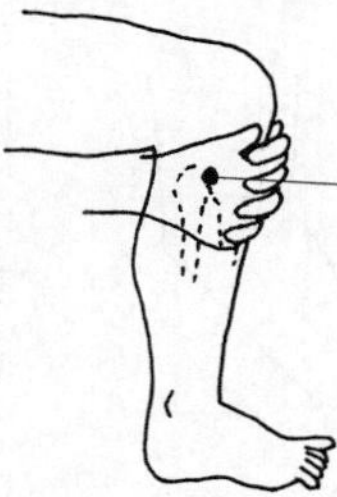
右脚
右の足三里
ひざ小僧の下に右手中指を当てると手のひらの真ん中が足三里のあたりに当たる

春の発散（リラックス）のいちばんの要になるポイント、右の足三里は、今月も手のひらでふわっと包み込むようにして気の流れを調整します（34頁参照）。お腹の中、腰、背中の上の方が温かくなり、腕と脚の周りが涼しくなります。

気の流れと左足の内くるぶし・アキレス腱

楽に　花粉症、のぼせ、冷え

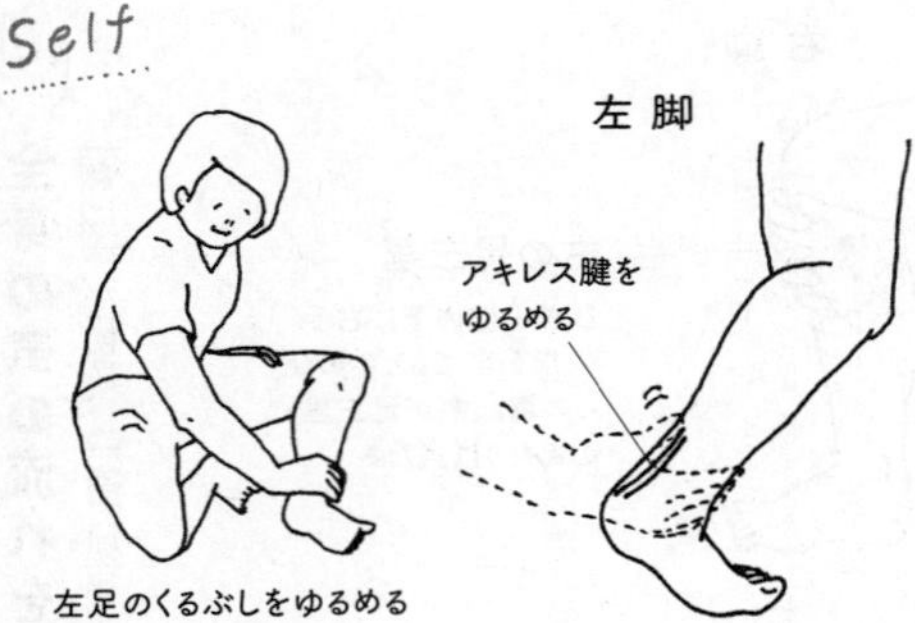

左足のくるぶしをゆるめる

左足の内くるぶしを後ろ側から骨に向かって押さえてゆるめるか、くるぶし全体を軽くつかんでねじり、ゆっくり力を抜きながら、くるぶしの硬さをゆるめてください（36頁参照）。気がうまく流れはじめると、骨盤の下とお腹の下の方が温かくなります。

「のぼせ」た状態になると、アキレス腱も敏感になります。後ろからアキレス腱を手の親指で何か所か押してみると痛いポイントがあるので、ここを一度押してから力を半分くらい抜いてそのまましばらく押さえておきます（10呼吸ほど）。首とみぞおちが温かくなり、前頭部が涼しくなったらOKです。

肩を軽くしながら花粉症対策（左の広背筋）

楽に　花粉症、のぼせ

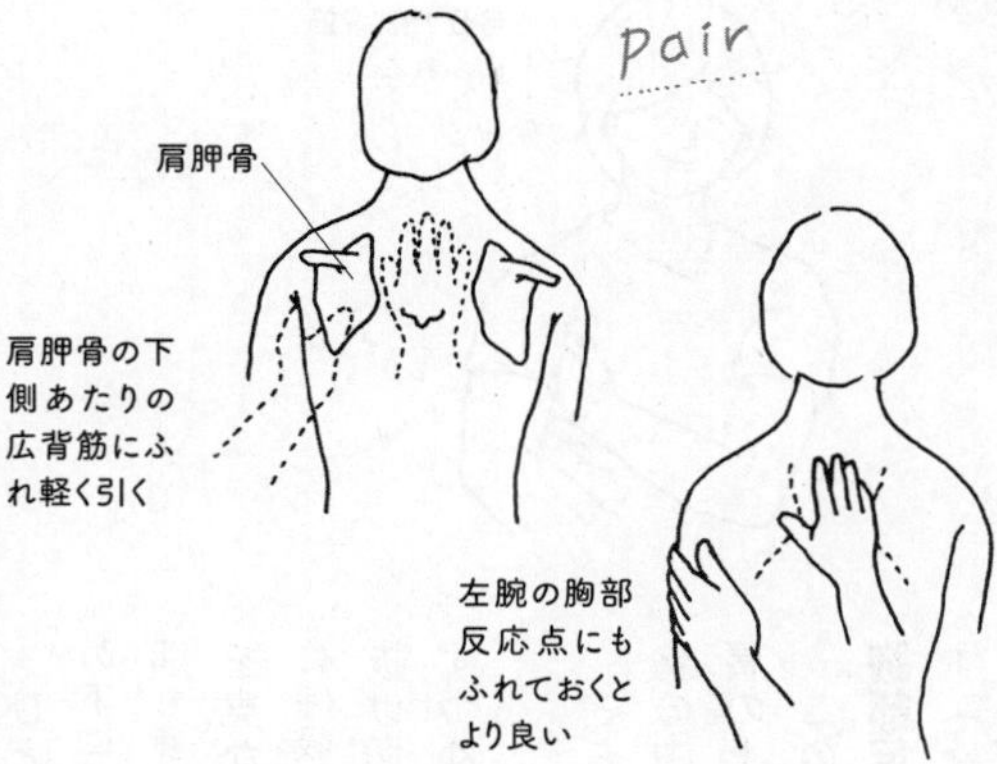
Pair
肩胛骨
肩胛骨の下側あたりの広背筋にふれ軽く引く
左腕の胸部反応点にもふれておくとより良い

ゆるみにくい左側の肩胛骨の周辺の緊張をとります。

ふたりでやる場合は、左手で相手の左脇の広背筋を軽く大きくつかみ軽く後ろ（背中方向）に引きます（一度引いてからゆっくり指先の力を抜きましょう）。この時、右手は背中の上の方（左右の肩胛骨の間＝胸椎1番から5番のあたり）にふれておきます。手のひらで呼吸を感じながら20～30呼吸。

なお、立ってやると脳貧血を起こして倒れる場合があるので、座ってやる方がいいでしょう。

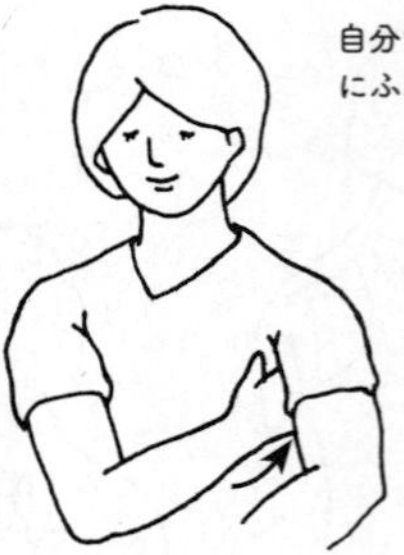

ひとりで行う場合は、右手を左脇に回して広背筋（脇の下に手を差し込むようにしたとき指先に当たる筋肉。45頁の図も参照）を指先で後方（背中方向）へ少し押し、脇方向を見ないようにしながら（この間、息を止めないよう自然に呼吸）ごくごくゆっくり指先の力をゆるめます。力が抜け切ったら、また少しだけ押し返してできるだけ少しずつゆるめていく。これを何回かくり返してください。

どちらのやり方も、流れが良くなると肩胛骨の内側や胸の中央が温かくなり、やがてみぞおちも温かくなって、肩の上、ひたいが涼しくなります。

この広背筋の整体は、前述したアレルギーに関係する**胸部反応点**（49頁の図）とセットで行うとより効果的です（3月はとくに左が重要です）。

肩から腕にかけての気の流れが良くなると張っていた筋肉がゆるみ、肩胛骨と鎖骨の周りがすっきりと見えてきます。肩がぶらさがっているように感じるのが理想です。

これにより冬から春への気の流れの特徴である頭の中から頭の表面↓首↓下半身へと溢れ出る体表の気の流れがスムーズになり、花粉症、アトピー等のアレルギー症状が軽減されやすくなります。

4月

春の仕上げ

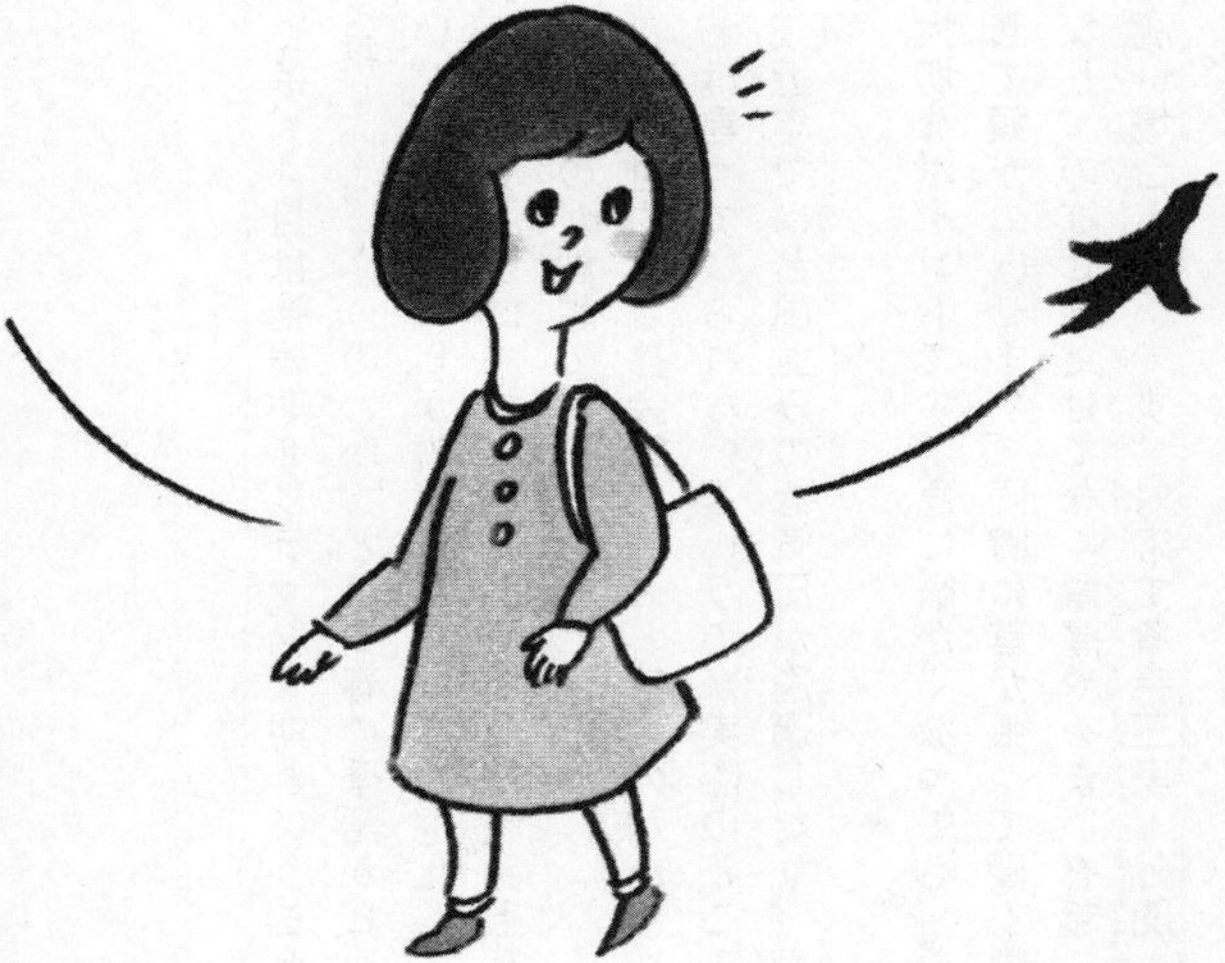

のどかな体感と気分に

3月が身体の排泄＝浄化の時季とすれば、4月は弛緩期＝リラックス期ということになります。「木の芽どき」の不安定さを乗り切って、「のどか」という春の季語がピッタリくるような体感と気分になれればよい。ちょうどエビが脱皮したり、蝶が羽化して羽を伸ばしてゆくように、文字通り「羽を伸ばすように」なれればよしです。風呂上りのように全身がさっぱりとして軽く感じられるのが理想です。

とはいえ4月は入学、入社、異動など、3月に続き社会的にはストレスのかかりやすい時季で、なかなか「リラックス期」とは言っていられないというのが実際のところでしょう。寒暖の差も大きい場合があり、近年では台風並みの低気圧が通過したり、身体ものんびりしてばかりはいられません。

3月に引き続き**のぼせ**をとることも大切なポイントです。急に暖かくなっても、急に寒くなっても、どちらの場合も結果として**頭**がのぼせます。同時に**首**が張って硬く感じます。**自律神経**のバランスが不安定になり、のぼせ感だけでなく頭痛やめまいを起こしたり、アレルギー傾向も3月に続いて高い場合も多いです。対応する手《て》三里《さんり》、外関《がいかん》も3月に引き続き、調整ポイントになります。

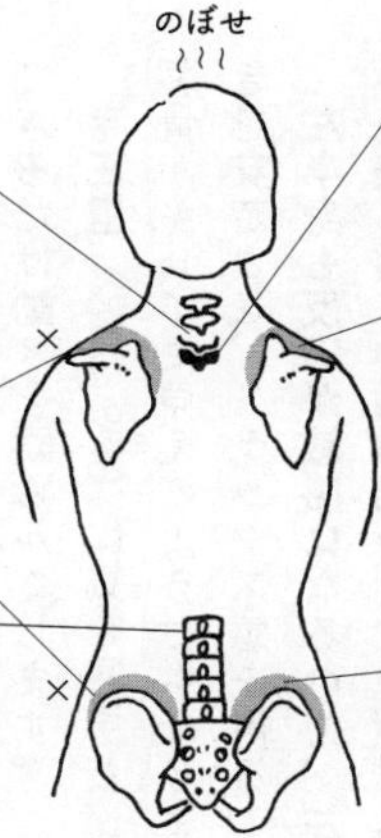
のぼせ
胸椎２番は肩胛骨の動きが硬ければ硬く、柔らかければ弾力あり
肩胛骨の動きが硬くなると頸椎６・７番と胸椎１・２番がくっついて硬くなり、自律神経系の働きが不安定に
肩胛骨の周りがリラックスしていればスッキリみえる。発散がつかえてしまうとむくみっぽい感じに
気の流れのつかえが現れやすい
発散が充分でないと頭がのぼせる→腰椎１番が硬くなる。のぼせるほどアレルギー反応過敏
腸骨の周りがつまる感じ

春の初めから身体の右側の反応の方が敏感な状態が続くのですが、４月になると左側も右側と同じように敏感になりはじめます。そして、中旬にはむしろ左側の方がより敏感に反応する期間があります。この左側の反応はその年によって明確な差が出るときとあまりはっきりしないときがありますが、１週間前後続きます。こういった４月の特徴的な反応が、春の身体を締めくくり、初夏へ向けての準備態勢になるのです。

また４月は、**肩胛骨**と**腸骨**の周縁部がつまる感じがしたり、違和感を感じ、敏感に反応しやすくなります。このあたりの気の流れが良くなってくると、肩胛骨の周縁がスッキリ見えるようになり、自覚的には肩の周りが軽くなり、厚い上着が重苦しく感じるようになります。この感覚が「春の終わり」を告げています。

4月のメニュー

3月がのぼせのピークですが、4月も頭から発散しようとする気の流れは強い。とくに**肩胛骨の周囲**や**腸骨**（骨盤）の周囲の反応が敏感で気の流れのつかえがそのあたりに現れやすい（周辺がむくみっぽいような、腫れているような感じ）ので、その緊張をゆるめて、できるだけ動きを柔らかくします。

手三里《てさんり》（66頁、Self）に気を通すと、肩胛骨の周りがゆるみ肩・胸が軽くなります。肩胛骨がキレイに見えるようにもなります。また**外関**《がいかん》（67頁、Self）は自律神経系のはたらきを安定させ、リラックス感を得ることができます。

左半身も反応が敏感になるので、左右両方の足三里《あしさんり》（68頁、Self）に軽くふれたり、**足の人差し指と中指の間**を押す（69頁、Pair）と、左半身全体の気の流れが良くなり、骨盤が調整され全身がバランスよくリラックスできます。

肩胛骨の動きがいちばん敏感な時季なのでゆるめてあげましょう（70頁、Pair）。肩胛骨が柔らかく動くほど呼吸が深くなります。同様に、**腸骨**の動きが柔らかくなりやすい時季です。腸骨をゆるめ（72頁、Pair）、腸骨の呼吸運動を大きくゆったりできるようにして、呼吸が深く冷えにくい身体にしましょう。生理不順、生理痛改善のチャンスです。

春（2・3・4月）は身体の反応がデリケートで気候の変動によって季節の変化が逆戻りするような反応をしがちです。3月と同じように、**合谷・手三里・外関・胸部反応点**など必要に応じて柔軟に対応するとよいでしょう。

肩や首の緊張をゆるめる（左右の手三里《てさんり》）

楽に　のぼせ、花粉症

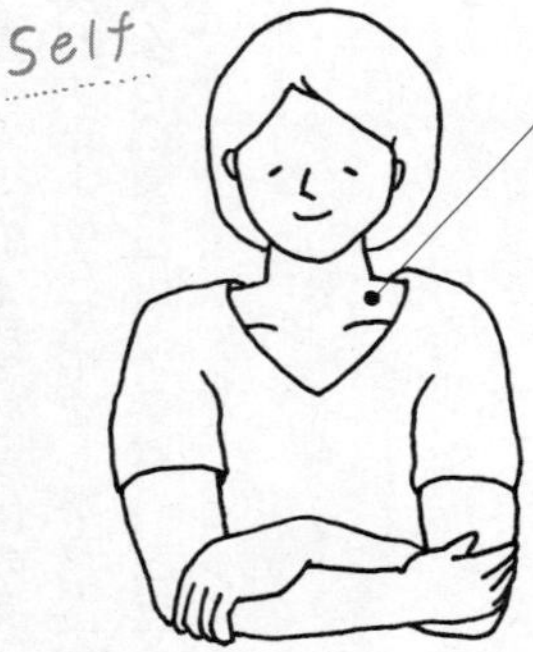
Self
頸椎６・７番、胸椎１番が硬いと首の付け根のこのあたりが硬くなる
自分で手三里にふれる

４月は左右の**手三里**が、引き続き肩胛骨の動きに関連して敏感に反応します。自分でふれる場合は、腕を組むようにしながら左右の手三里を包むようにふれます（片方ずつ別々にでももちろんかまいません。30頁も参照）。

みぞおちが温かくなり、肩の上や前頭部が涼しくなればＯＫです。

とくに首が硬いとき（外関《がいかん》に気を通す）

楽に　体調の安定、リラックス

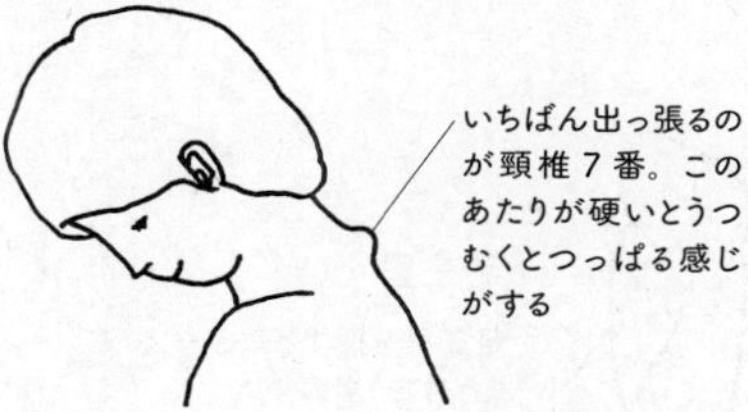
いちばん出っ張るのが頸椎７番。このあたりが硬いとうつむくとつっぱる感じがする

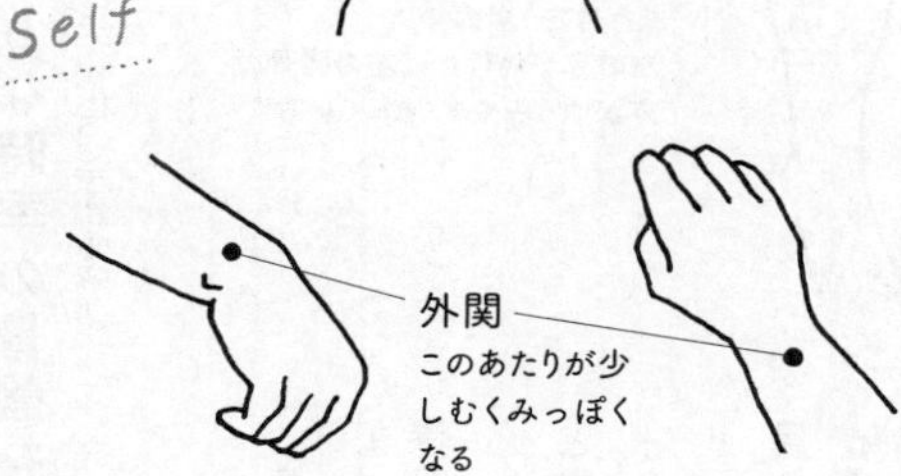
Self
外関
このあたりが少しむくみっぽくなる

首の付け根（頸椎6番・7番・胸椎1番）が硬く感じる。鎖骨の上のくぼみの首の付け根寄りのところを内側向きに押して、硬い、重苦しい、痛い感じがする。あるいは首をぐっとうつむきに曲げると首の下のほうが突っ張る感じがする場合は、**外関**に気を通しておきます（47頁参照）。

（首の付け根のあたりが硬いと、気の流れがつかえて手首の外関の部分がむくみっぽい、または腫れっぽい感じがします。）

楽に

デリケートな時季の骨盤を調整（足三里《あしさんり》、足の人差し指と中指の間）

骨盤の柔軟化、冷えの解消

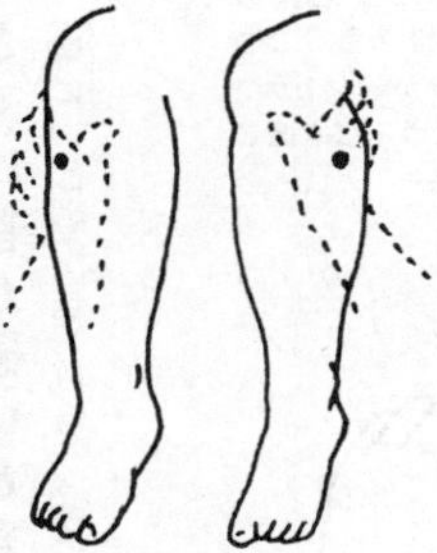

足三里

足三里を押すと敏感な方（右または左）が痛い
左の方が痛ければ左の腸骨の方がゆるみやすくなっている

Self

春の間、身体は基本的に右半身主導でゆるんでいきます。その中で3月に左右ともゆるみきった骨盤は、ゆるみきると同時に、一旦は緩やかながらも自発的に縮んできます。ただし、温かくなると右がゆるみ、寒くなると左が縮むというデリケートな動きをくり返します。4月になると左も右と同様にゆるみやすくなります。年によっては4月の中旬以降になると、右より左のほうが反応が敏感になり、骨盤も肩胛骨も頭蓋骨も左側の方がゆるみやすくなる時期があります。

この時期に左右の足三里を押して比較すると、左脚のほうがより圧痛《あっつう》を感じやすい。また、足の人差し指と中指の間を押しても左のほうが敏感で

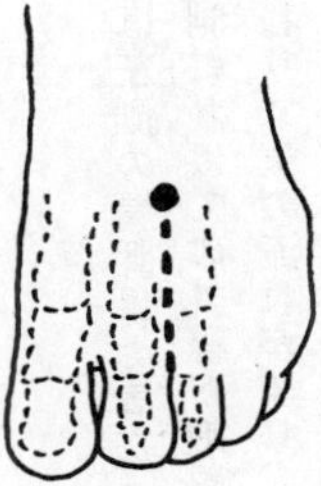
Pair
これも左右を押して比べてみて左の方が痛ければ左の腸骨の方がゆるみやすくなっている

痛く感じます。

a. 足三里

2月でも説明した足三里で調整します。左のほうが敏感な時期があるので左右同時に気を通してもよいでしょう（34頁参照）。

b. 足の人差し指と中指の間

指の間を足の甲の方に遡っていちばん狭くなるところを人差し指に向かって爪の先で軽くふれます（38頁参照）。腰の下のほうが温かくなればOKです（目安は5〜10呼吸ほど）。腰椎4番と骨盤の動きに弾力が出ます。

肩胛骨をゆるめて軽い肩に

楽に　のぼせ、肩こり、花粉症

3月は左側の肩胛骨の周辺の緊張をとりましたが（57頁）、4月は両方の肩胛骨の上から内側にかけての外縁が敏感に反応します。肩胛骨の動きが自由にならないと、肩胛骨のまわりで気の流れが滞り、腫れっぽさやむくみを感じるので、ゆるめてあげましょう。

肩胛骨の上のほうを軽く左右に広げるようにふわっとふれます（受ける人が押されている感じがしない程度にふわっとふれるのがコツ。左右方向に皮膚をわずかに引っぱる程度。呼吸の度に肩胛骨が動くのが手のひらで感じられるように）。ふれてみて呼吸が大きくなるように、ポジションを少しずつ変えてみましょう。どうしても相手を前の方に押してしまいやすいので、注意しましょう（押された側の人が肩に力が入ってリラックスできません）。そのまま2〜3分キープして、呼吸の動きが大きく胸が広がるようになってくればOKです。うまく発散しリラックスできると、肩胛骨の周りがスッキリ見えるようになり、肩が軽く感じるようになります。

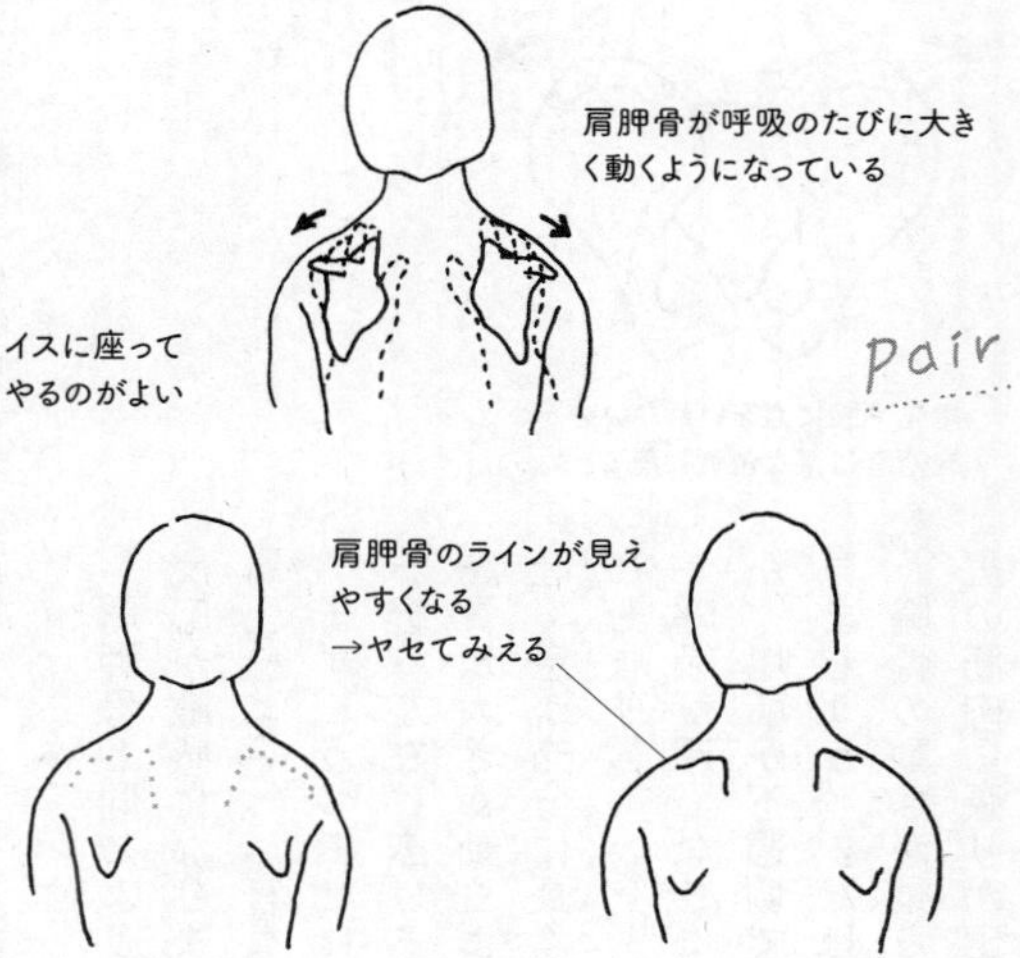
肩胛骨が呼吸のたびに大きく動くようになっている
イスに座ってやるのがよい
Pair
肩胛骨のラインが見えやすくなる
→ヤセてみえる

肩胛骨の上の縁のラインがスッキリ見えるかどうかは「着やせ」して見えるかどうかの分かれ目です。人は肩のラインの印象で、無意識に太っているか痩せているかを判断します。

つまりはこの時季は「着やせ」しやすい身体になるチャンスでもあるわけで、見た目にも自分の体感的にも身体の軽さ（とくに肩の軽さ）を感じられるようになるためのターニングポイントになります。

腸骨をゆるめて張りのあるお尻に

楽に　花粉症、冷え、生理痛

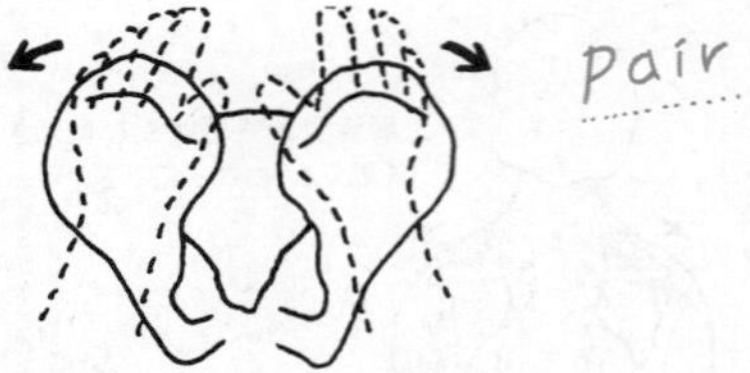

指先や腕に力をいれないのがコツ。
施術者は楽な位置に座るとよい

肩胛骨と同じように、4月は腸骨の上縁から内側にかけて反応が敏感になります（気が滞ると腸骨のまわりがむくみっぽく、重く感じます）。腸骨の動きを柔らかくする整体を行いましょう。

まず、うつぶせに寝ます。施術者は両手で腸骨の上のほうを軽く左右に広げるようにふわっとふれます。呼吸のたびに腸骨が大きく動くようになるのを施術者は感じてください。吐く息が充分に長くなったらＯＫです。10呼吸くらいを目安にします。

呼吸が深くなりにくいようだったら、力を入れすぎているか、場所が不適切です。少しずつ位置を変えて呼吸の反応を見ましょう。または手や腕の力を抜きなおしましょう。

腸骨の動きが柔らかくなれば、骨盤全体に弾力が出て、お尻の筋肉に張りが出ます。この整体は準備として**腰椎４番の調整法**（165頁参照）をやっておくと効果的です。

5月

春が過ぎ、引き締まっていく身体

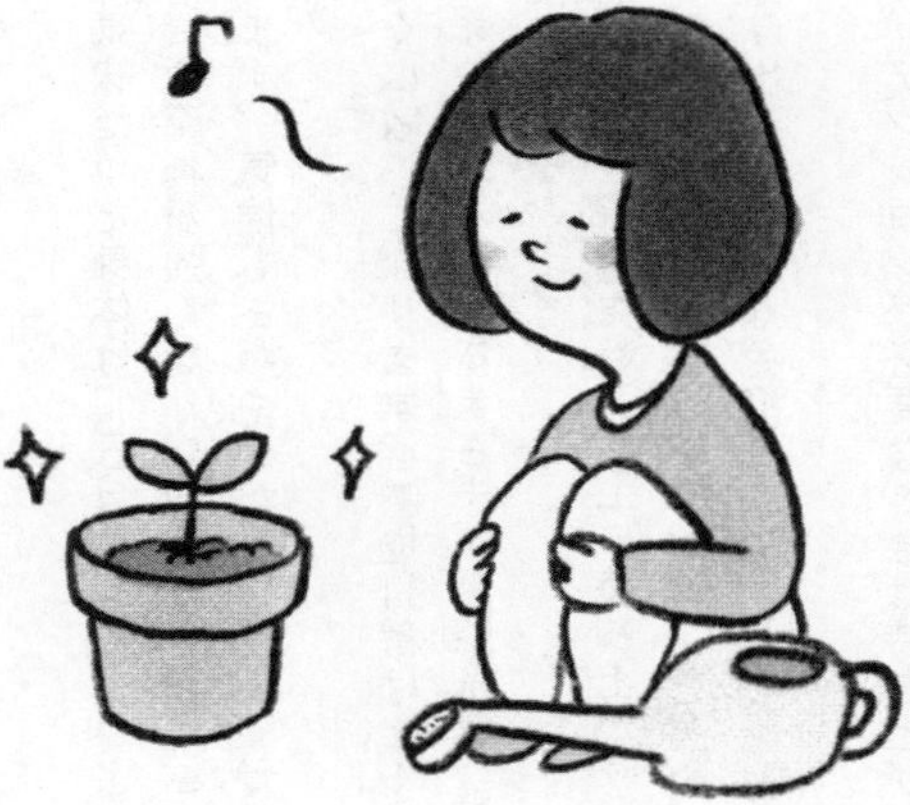

胸椎11番の柔軟性が身心のバランスの要

春の間、骨盤をはじめとしてゆるみ気味だった身体は、5月になるといよいよ今度は引き締まろうとする。脚から丹田への気の流れが強くなり、同時に骨盤もふんどしを締め直すかのようにキュッと縮もうとします。気候もさわやかだが、うまく骨盤が引き締まってくれれば、気分もさわやかです。

またこの時季、**胸椎11番**の反応がとくに敏感になります。胸椎11番はとくに内分泌系（性ホルモン、膵臓や副腎など）と関係が深いのですが、さまざまな調整系（内分泌系、自律神経系、免疫系）の過剰反応の抑制に関わります。

たとえば何かのストレスがあると胸椎11番（の棘突起《きよくとつき》）は上に持ち上がり、胸椎10番にくっつくようになります（77頁参照）。この体勢は身体のテンションを高め、興奮度を上げ、ストレスに耐えやすい状態を作り出し、過剰な免疫反応（アレルギーなど）も抑制します。

この胸椎11番の動きに弾力があって、テンションが必要なときは持ち上がり、リラックスすべきときはいつでも自動的に元に戻ることができるような動きの自由度が大切といえます。

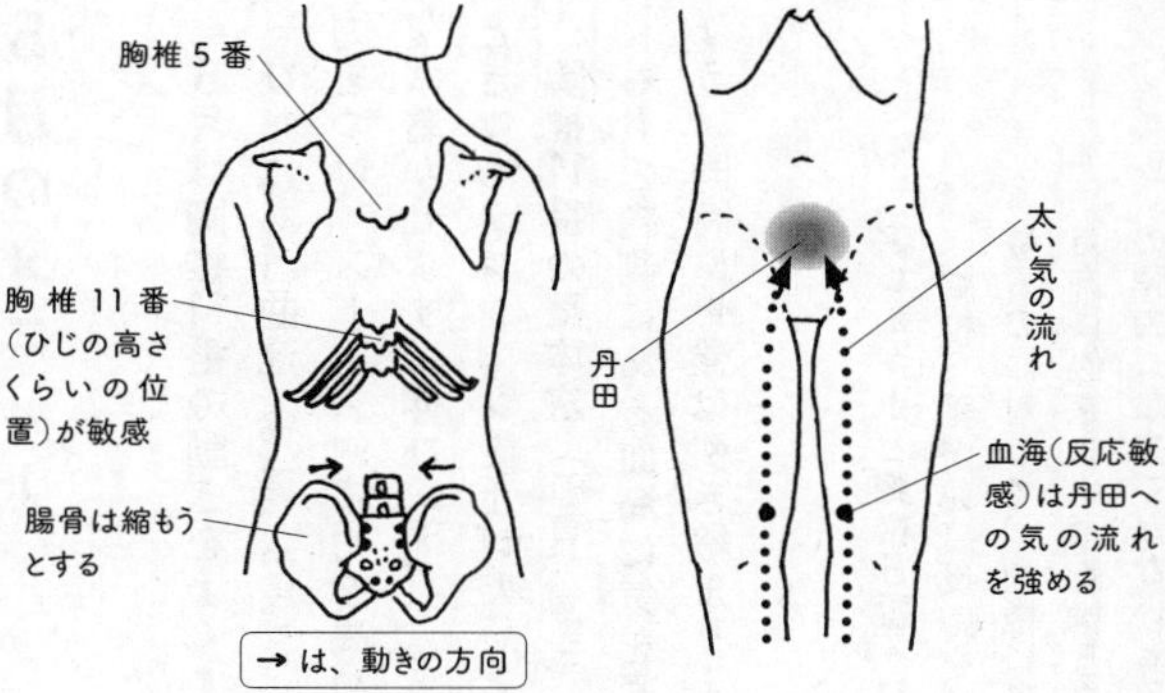
胸椎5番
胸椎11番（ひじの高さくらいの位置）が敏感
腸骨は縮もうとする
→は、動きの方向
太い気の流れ
丹田
血海（反応敏感）は丹田への気の流れを強める

胸椎11番の反応が敏感なこの時季は、この胸椎11番の柔軟性を十分に確保して、ストレスに対応しやすい身体になるということがひとつの目標になります。

また3－4月は自然な身体にとってはリラックスするはずの時季であるのに、社会的には入試・入学、入社・人事異動など緊張と興奮を強いられることも多いため、5月になってホッとする頃にバランスが崩れて「5月病」などという身心の不調が表れることもあります。

ひとや環境からの干渉や影響に対してまず反応するのは**胸椎5番**なのですが、胸椎11番は胸椎5番の反応の大きさを適切な範囲にコントロールするプロテクターかリミッターのような働きをします。この胸椎11番の動きが、ストレスが続いて余力を失い硬くなってしまうと、身体の反応過剰を抑制できなくなり、身心のバランスを失うわけなのです。

5月のメニュー

5月は**胸椎11番**の動きをよくする整体が中心になります。ひじにある**曲池**《きょくち》（78頁、Self）と**足の甲**（79頁、Pair）に気を通すことで、胸椎11番に弾力をつけ、ストレス対応力を高めます。アレルギー反応などを抑制し、興奮した気分を落ち着かせます。**伸び**（80頁、Self）は本能的な胸椎11番の整体法で、リラックスしたいときにもテンションを上げたいときにも使えます。

胸椎11番の整体法（81頁、Pair）も同様に、胸椎11番に気を通して、動きを良くします。ももの内側にある**血海**《けっかい》に気を通し（83頁、Self）、丹田に集中する気の流れを強めましょう。同時に骨盤は引き締まります。「フンドシを締め直す」という感じです。

アレルギーと胸椎5番・11番

胸椎5番が免疫反応を始めとする身体と外部環境の間のさまざまな応酬の感度を高めるのに対して、胸椎11番は過剰な反応（アレルギーなど）を抑えてバランスをとる方向に働きます。胸椎5番が緊張・興奮した時、胸椎11番が過剰な興奮を抑えるだけの弾力（余力）がないとアレルギーなどの症状がおきやすくなります。

ストレスと胸椎11番の関係

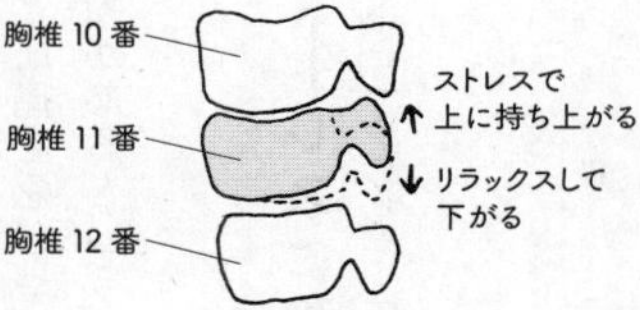
胸椎10番
胸椎11番
胸椎12番
ストレスで
↑上に持ち上がる
↓リラックスして
下がる

第11肋骨も硬くなる
押すと痛い

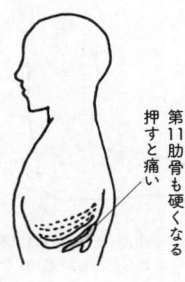

身体がストレスに反応するような場合や気合を入れたりテンションをあげて頑張ろうとする場合、胸椎11番は棘突起《きょくとつき》が上に持ち上がり胸椎10番にくっつくような動きをします（筋肉の緊張で上に引っぱられる）。そしてリラックスするとまた下がってもとの位置に戻ります。

胸椎11番の上がったり下がったりする動きが自由で力強いほど身体のバランスは安定します。ところが胸椎11番が胸椎10番にくっついたまま固まってしまうと、身体のバランスは不安定になってしまう。疲れきってそれ以上反応できなくなると、逆にぐっと下がって胸椎12番とくっついて硬くなる。

胸椎11番の動きが硬くなると、それに繋がっている第11肋骨《ろっこつ》（肋骨の真横を触ってみて、いちばん下にふれる先の尖った骨）の動きも硬くなります。この時季は敏感なので、肋骨の横のいちばん下の縁（第11肋骨の先っぽ）を指で押すと圧痛を感じやすい。このあたりがふれて柔らかい感じになっていると胸椎11番にも弾力があるということになります。

ストレスに強い身体に（曲池《きょくち》、足の甲）

楽に　アレルギー反応、気分の安定

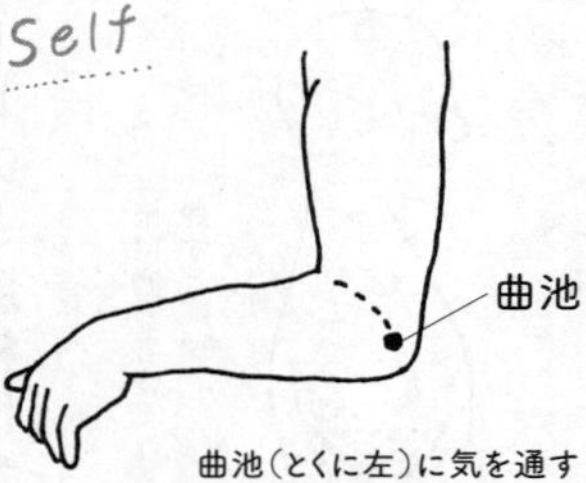

曲池（とくに左）に気を通すとみぞおちが温かくなる
↓
肩の上が涼しくなる

a．曲池をあたためる

ひじの外側の**曲池《きょくち》**に気を通すと**胸椎11番**が反応し、動きに弾力が出ます。ひじの外側の骨が尖ったように感じるあたり（＝曲池）にふわっと包むようにふれます。

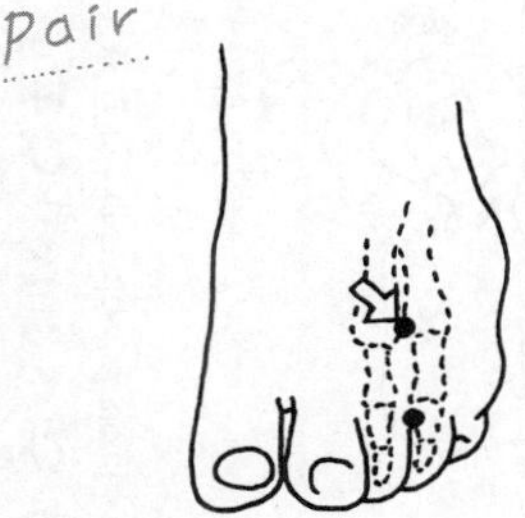

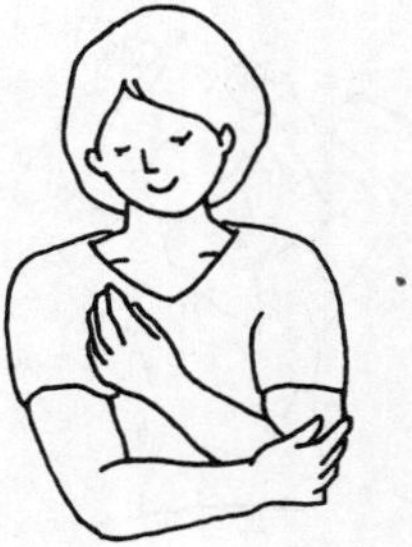

曲池のあたりが温かいと感じられれば、同時にみぞおちのあたりも温かくなり、胸椎11番周辺も温かくなり、呼吸も深くなります。そして肩の上そして前頭部が涼しくなります。

b. 足の甲の中指と薬指の間の薬指側を押す

足の甲の中指と薬指の間の第3関節のあたりを薬指側に向って爪の先でコツンとあてるように押えます。または中指と薬指の間の指の股を薬指方向に押し広げるように押す（5〜10呼吸）。

胸椎11番周辺（背中のまん中あたり）が温かくなればOKです（押し方は38頁、39頁も参照）。

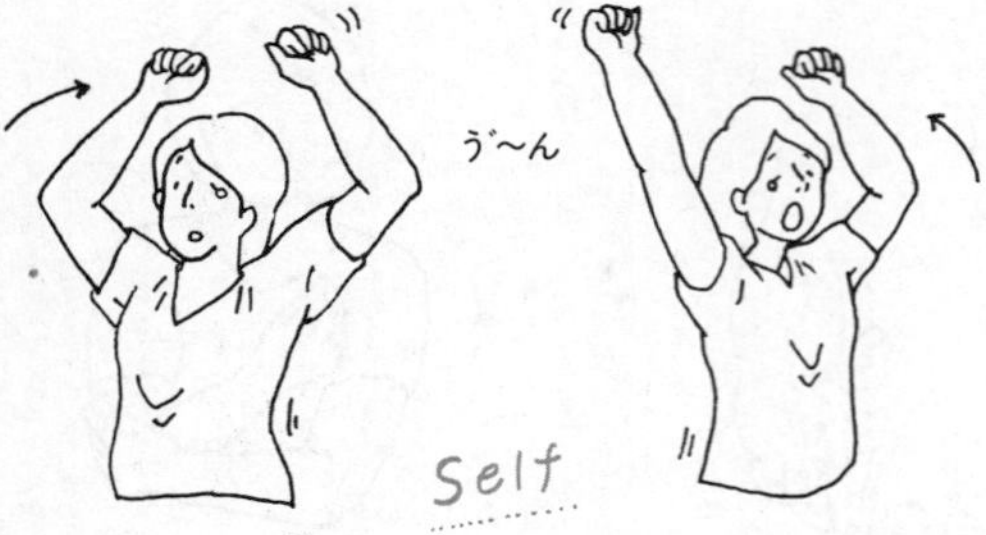

「伸び」とあくび（胸椎11番）

楽に　リラックス、同時にテンション上げ

「伸び」（＝息を吐きながら背中を反らす動き）は**胸椎11番に弾力**をつける本能的な動きです。朝起きるときの「伸び」は覚醒を促し、テンションを上げます。寝る前の「伸び」は興奮を鎮《しず》め、身心をリラックスさせます。

基本的に伸びをするときの要領（自分がいつもやるやり方でいいです）で息を吐きながら背中を反らせばよいのですが、このとき上体を右か左に気持いい範囲でねじりながら背を反らすと胸椎11番を中心にして背骨がねじれ、胸椎11番に的確に刺激が伝わりやすくなります。「伸び」に続いてあくびが出ると、より効果が大きい。左右1回ずつでいいですが、あくびが出たら思い切り涙が出るまでしましょう。

胸椎11番の整体法

楽に

ストレス適応力

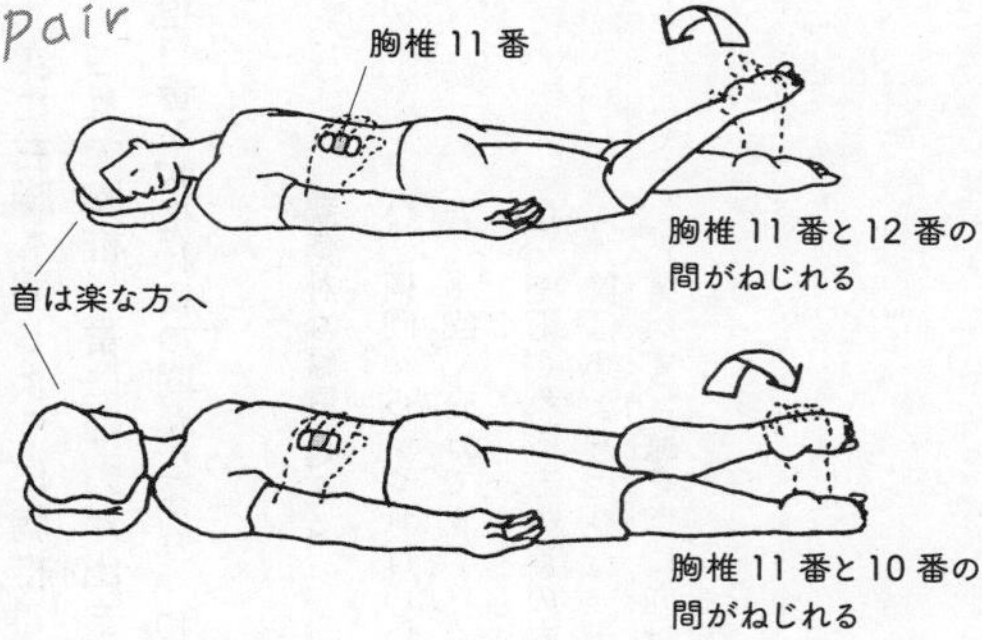

Pair
胸椎 11 番
首は楽な方へ
胸椎 11 番と 12 番の間がねじれる
胸椎 11 番と 10 番の間がねじれる

受ける側の人をうつ伏せにして、指先で胸椎11番の位置（＝腰の少し上）あたりにふれます。ひざを少し曲げ（90度より浅く）、もう一方の手で内側方向にねじってみます。左脚をねじると、連動して胸椎11番と12番の間もねじれます。また、右脚をねじると胸椎11番と10番との間がねじれます（何度かゆっくりねじってみて動く手応えを確認しておくとよいでしょう）。

準備ができたらまず左脚から。胸椎11番のあたりを片手のひらでふわっとふれながら、もう一方の手で左脚をねじり、胸椎12番が少し動く程度にまでねじって静止します（足首をねじるのではなくひざから下全体を内側に倒す感じで軽く押えておきます）。目安は5〜10呼吸くらい。受ける方のみぞおちが温かくなればOKです。

次に右脚も同じように胸椎11番に気を通します。

これで胸椎11番に弾力が出ます（胸椎11番が持ち上がって10番とくっついていた場合は、胸椎11番と胸椎10番の間が広がり、12番との間の中間に戻ります）。

■素朴な疑問Q&A

Q　何回くらいやればいいのですか。
A　1回で充分です。
Q　施術される方の首の向きにきまりはありますか。足を開く幅とか。
A　首は楽な方にひねっておいてください。ひねるのが苦しい場合は胸の下にクッションを置いて、顔を下に向けてもOKです。足は楽な位置に。

骨盤を引き締める（ももの血海《けっかい》）

楽に　集中力を高める、冷えの解消

骨盤の上部がゆるみ気味だと、ももの外側寄りの筋肉が張って硬い感じになりやすい。また、ももの外側寄りが緊張していると骨盤（腸骨）は縮みにくくなります。同時に、内側の筋肉は逆に力が抜けてゆるんだ状態になりやすい。ももの内側、とくに血海周辺を押してみて張りがあって力強ければ、骨盤は引き締まっています。また、このももの内側の力と丹田（下腹）の力が連動して、同時に力が入ったり抜けたりします。血海に気を通してももの内側に張りをもたせることで、この時季、引き締まろうとする骨盤の動きをサポートしてあげましょう。3つのやり方を紹介します。

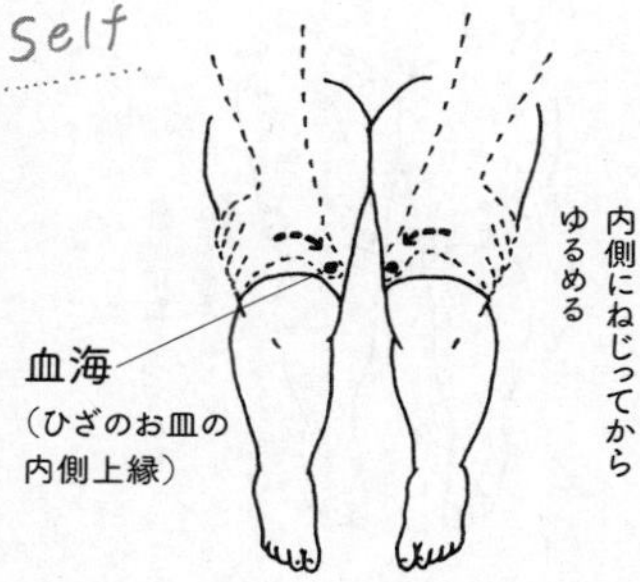
Self
内側にねじってから
ゆるめる
血海
（ひざのお皿の
内側上縁）

a. ももを内側にねじる

ひざの指3本上のあたりを手で摑んで少し内側にねじり（2~3センチくらいの感じで）、少しずつ（3呼吸く

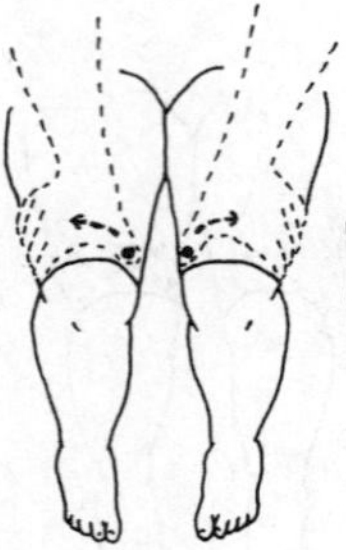
外側にねじってから
ゆるめる

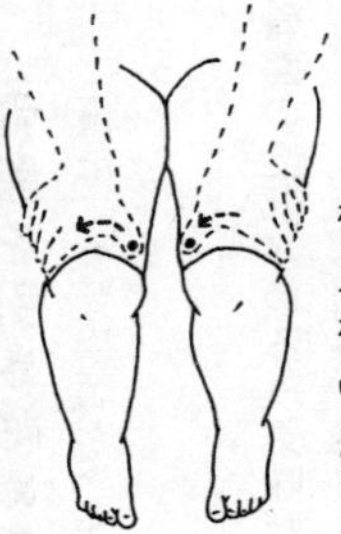
左右両方とも右に
ねじってからゆるめる

らいかけながら）力をゆるめ戻していきます。↓お尻の下から腰にかけて温かくなります（＝外側寄りの筋肉の緊張がゆるむ）。

b．ももを外側にねじる

ひざの上を外側に向かって少しねじり、少しずつ力をゆるめていきます。↓ももの内側が温かくなり（ももの内側の筋群に力が入る）↓お尻の下が温かくなり↓下腹が温かくなります（丹田が力強くなります）。そのまま数呼吸。

c．ももを右方向にねじる

左右の血海周辺を押してみて、とくに右ももの内側の力が抜けている場合は、骨盤の左右の差が大きく、ねじれているときです。気温が急に高くなったりするとなりやすい。その場合は、上の図のように左右両方とも右方向に少しねじり、少しずつ力をゆるめていきます。↓腰の上のほう（腎臓のあたり）が温かくなり↓お腹（へその周り）が温かくなります。

■素朴な疑問 Q&A

Q　ねじるのは何秒くらいかけてねじって戻しますか。また何回くらいやるのが目安でしょうか。

A　ねじるときは何も考えないで大丈夫。ただし強くねじる必要はありません。ゆるめてゆくときは呼吸を止めないように数呼吸数えながら。1回だけでいいです。

Q　親指に入れる力はどれくらいがよいのでしょうか。

A　a、b、cとも親指には力を入れません。ねじるときに少し力が入りますが、そこからゆるめていく途中が反応が起きるときです。ゆるめる間が大切です。

6月

梅雨入り。夏へ向かう身体へ

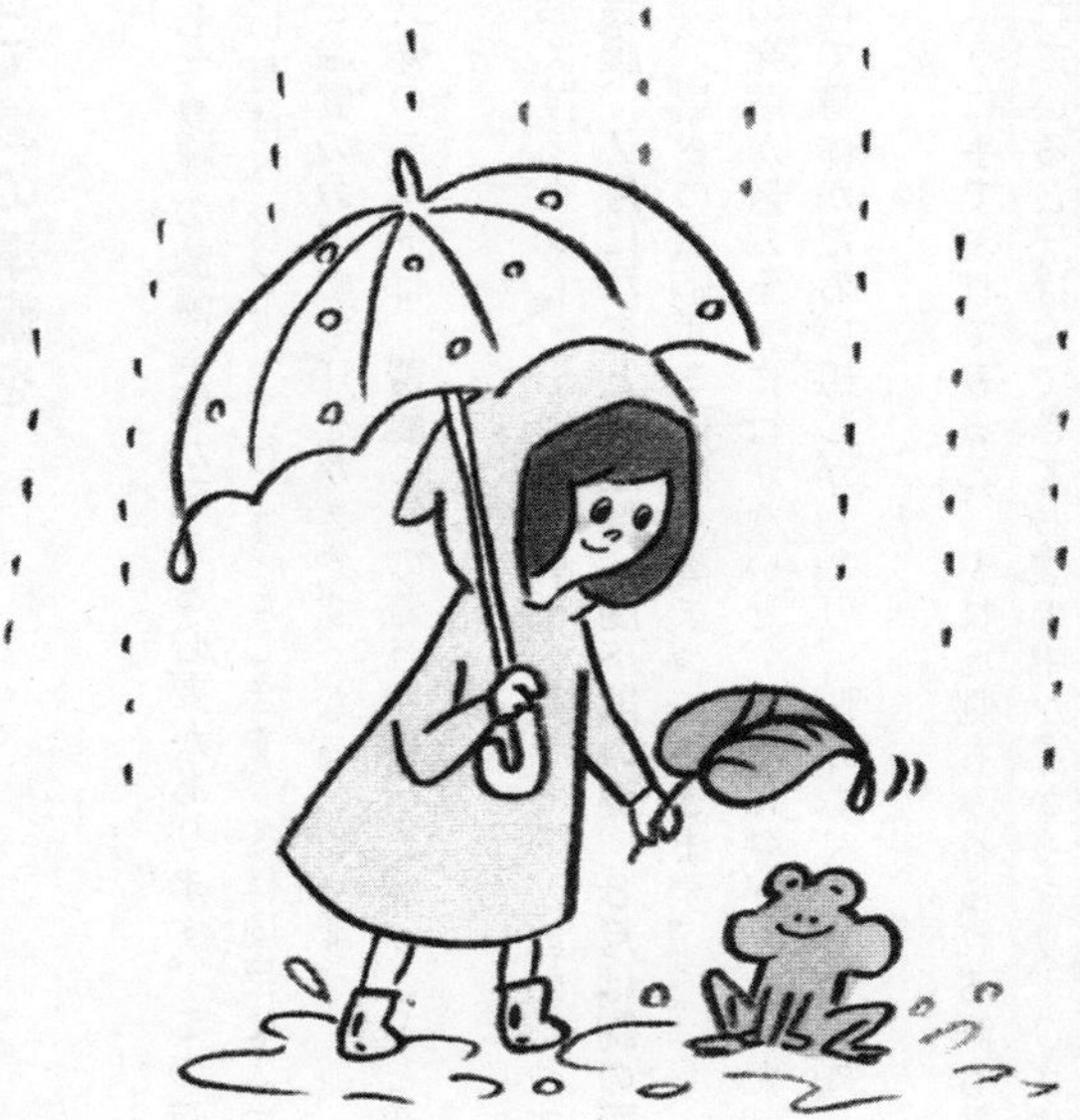

脇腹からうまく放熱して夏の準備を

夏に向かって、暑さに適応して身体の**放熱**機能が高まる必要があります。この時季(梅雨)はとくに汗をかきやすい身体へシフトして行こうとします。冬は風呂に入っても汗をかきにくいが、夏は同じ温度のお湯でも汗をかきやすくなるわけです。

この汗をかきやすいという身体のモードは、**腎臓**の気の流れが良いということと連動しています。

夏の間は身体からの放熱を良くするために、とくに体幹部の両サイドが放熱しやすくなっていきます。**6月はまず脇腹、7月になると上腹部・胸下部の脇、8月は胸の両脇**が涼しくなりやすくなることで、暑さに適応する機能が高まっていきます。

この時季6月は、脇腹からの発散がスムーズに行かないと、腎臓に熱がこもった状態になり、脇腹の筋肉の力が抜けて身体がだるい感じがしたり、脚がむくみっぽく重く感じたりします。

実際に腎臓のある腰の上のほうに手でふれてみると、ふれた側もふれられる側も熱く感じます。そのままじっとふれていると汗ばんできてお腹の中が温かくなり、ひざやひじの周りは涼しくなり、肩の上も涼しくなってきます。

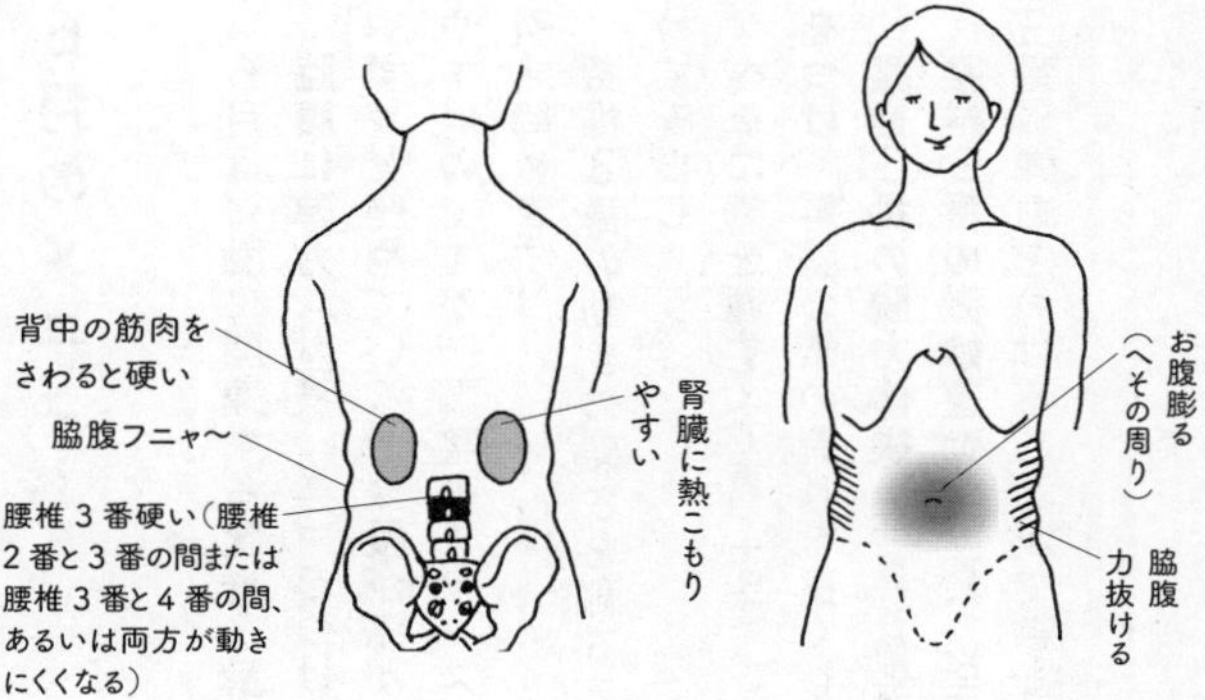
背中の筋肉を
さわると硬い
脇腹フニャ〜
腰椎３番硬い（腰椎
２番と３番の間または
腰椎３番と４番の間、
あるいは両方が動き
にくくなる）
腎臓に熱こもりやすい
お腹膨る
（へその周り）
脇腹力抜ける

これは**ひじ**や**ひざ**の部分の気の流れが腎臓の気の流れと連動しているためです。ひじ（とくに内側＝陽に当たらない側）とひざ（とくにひざのすぐ下のふくらはぎの内側）は**冷え**に敏感で、ここが冷えて硬くなると腎臓の気の流れがつかえます。ひじはとくに眠っている間に冷えやすく、冷えると**眼**も疲れやすくなります。また眼を酷使することによってもひじは冷えやすくなります。

ひじの内側とひざの下（または裏側）に手でふれて気を通すと、腎臓に反応し、腰の上部やお腹の中（へそのあたりを中心に）が温かくなり、肩の上を始めとして身体の表面が全体的に涼しくなってきます。

また腎臓と**胃腸**の動きも連動し、腎臓に熱がこもるとお腹（へその周り）が膨りポッコリ出っ張った感じになります。

腰の側では**腰椎3番**に柔軟性があるほど腎臓の気の流れは良い状態になります。

6月のメニュー

6月は腎臓に関連する腰椎3番に弾力をつけることが目標になります。

脇腹に弾力（91頁、Self）をつけましょう。脇腹のたるみが気になる人、朝起きたときやずっと座っているとき腰が痛かったり重かったりする人はこの時季に調子が悪くなりやすいのですが、調整のチャンスでもあります。脇腹をつかむようにしながら呼吸して引き締めます。

腰椎3番の動きの硬さを測るテスト（92頁、94頁）をして、硬い人は以下の整体をやってみましょう。

へそに気を通す（93頁、Pair）ことで、お腹の働きを良くすると同時に腰椎3番に弾力をつけ、腎臓の気の流れを良くします。

腰椎3番の脱力体操（95頁、Self）は腰椎3番の柔軟度を高めることができます。

腰椎3番の微妙運動（97頁、Self）では仰向けに寝てわずかにひざを動かすことで腰椎3番に弾力をつけることができます。同時に脇腹も引き締まります。

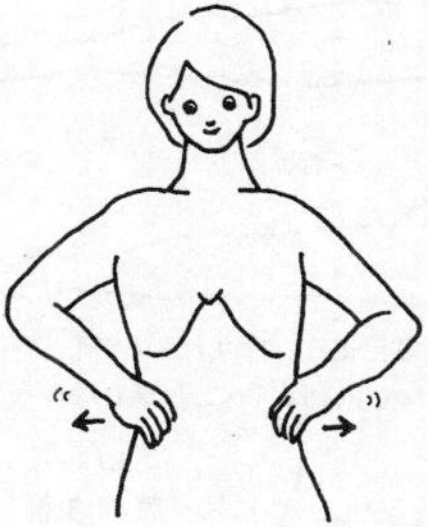

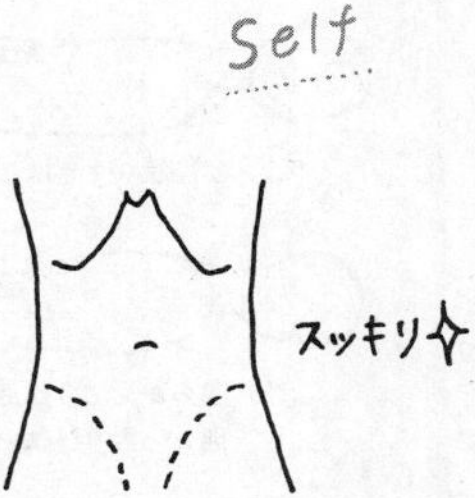

まず、脇腹の弾力を調べる

両脇腹を（うつ伏せでも座っていても可）指の腹を使って内側方向に軽く押してみます。力があれば引き締まっていて筋肉に当たる手応えがあります。力が抜けていると指がズブッと抵抗感なく入ります。

脇腹に弾力をつける

楽に　ウエストの引き締め、腰痛、冷え

脇腹を手で軽く摑み、軽く左右に引っ張るようにしながら、そっとふれておきます。息を吸うときに左右に少し引き、息を吐く時に手の力をゆるめます。お腹の中が温かくなればOKです。目安は10呼吸ほど。10呼吸したら脇腹を確かめ、まだゆるかったらくり返してみましょう。脇腹が引き締まったらOK。

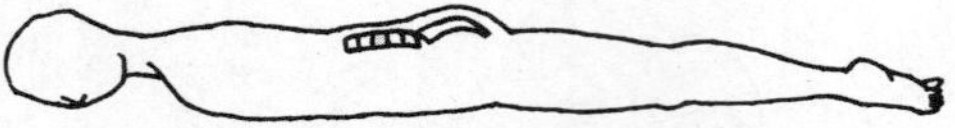

硬いときはこんな感じ

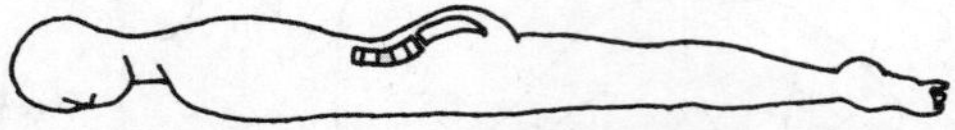

柔らかいときは腰が反って見える。押されても苦しかったり痛かったりしない。押されて気持よくへこむ感じならベスト。

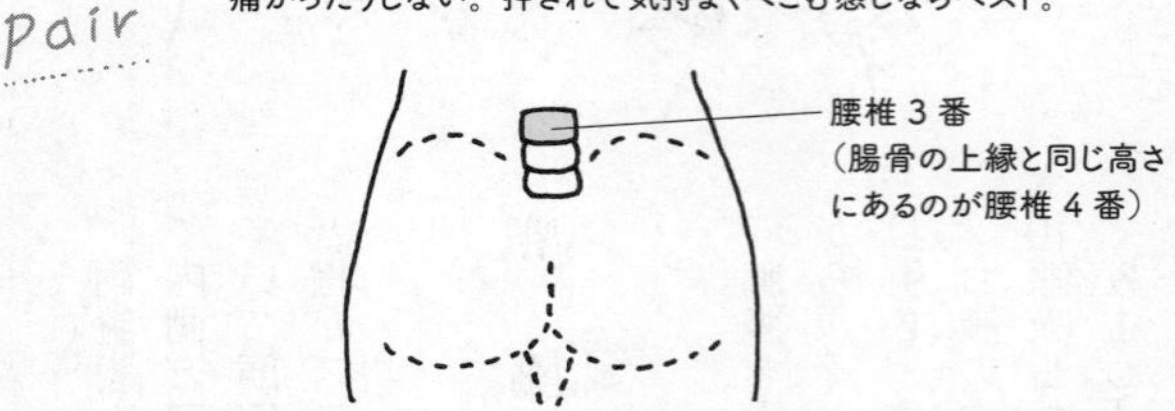
Pair
腰椎３番
（腸骨の上縁と同じ高さにあるのが腰椎４番）

腰椎3番の柔軟性をチェック（ふたりで）

腰椎3番の動きが充分に柔らかければ、腎臓の気の流れも良くなります。

受ける方はうつ伏せになり、施術者は手のひらで腰（へその真裏のあたり）を床方向に押してみます。柔らかければ、柔らかく凹む感じがし、押される側は気持ちいい。

硬いとゴツッと当たる手応えがあり、凹まないばかりでなく出っぱっている感じがします。

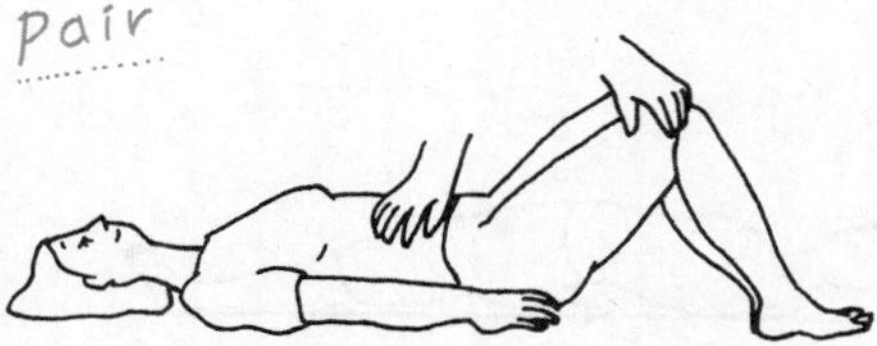

へそに気を通す

楽に　胃腸の動き、腰痛、冷え

腰椎3番の弾力を取り戻し、腎臓にこもる熱を発散しやすくしましょう。

①受ける側のひとは、仰向けに寝てひざを立てます。

②施術者はへそのあたりに軽く手を置きます（このときお腹を押さないように注意。ほんのわずかに浮いているくらいで良い）。

③もう一方の手は立てているひざの上に乗せ、ひざを右か左に軽く傾けて支えてキープ（ひざを相手の呼吸に合わせて左右に少しずつ揺らすように動かしてから支えるとなお良い。傾ける目安は5〜10センチくらい）。受ける側のお腹の中と腰が同時に温かくなればよい（目安は10呼吸したらもう一度お腹にふれている手の力を抜きなおして2〜3セット）。

④ひざを反対方向に少し傾けてキープ。目安は10呼吸、2〜3セット。右方向に傾けると腰椎3番と4番の間、左方向に傾けると腰椎3番と2番の間が柔らかくなります。

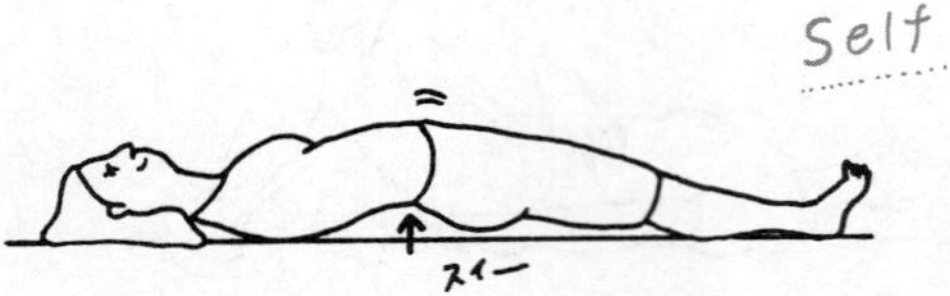

腰椎3番の柔軟性をチェック（ひとりで）

腰椎3番の柔軟性を自分で確かめるには、仰向けに寝て、そのまま腰を持ち上げます（手で床を押さないで）。腰が軽々、高々と持ち上がるようだったら、腰椎3番は柔らかく動いています。逆に硬くなっていると、腰が重く、少ししか持ち上がりません（腰をあげたとき、足の外側でふんばったり肩などに力が入ったり、あちこちに余計な力が入るときは、それだけ腰椎3番が硬いということです）。

腰椎3番の脱力体操

楽に

腰痛、足腰の重さ

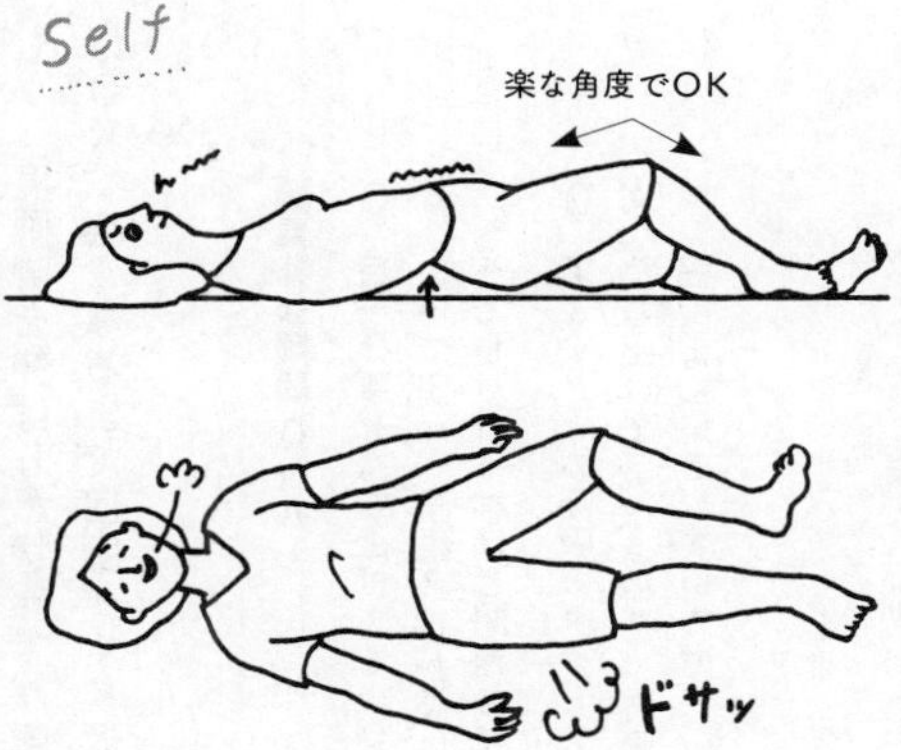

腰が持ち上がりにくい場合は、以下の体操で腰椎3番の動きを柔らかくしましょう。

①まず片方の脚を外側に「く」の字に曲げ、そのまま腰を持ち上げてみます。これを左右両方のパターンで試してみて、どちらか軽く持ち上がるように感じる側を選びます。

②次に軽く感じる方の格好で、もう一度持ち上げ、一度静止します。そのまま腰に重みがかかってきたところで、一気にドサッと腰を床に落とします。落としたらそのまま数回呼吸しましょう。

③もう一度両脚を伸ばした状態で、腰を持ち上げてみて、軽く感じるようになっていればOK。軽くなるまで何度かくり返してもよいでしょう。

■素朴な疑問 Q&A

Q 目一杯腰を持ち上げてもいいのでしょうか。

A いいですが、腰椎3番が硬いと持ち上がりにくいのが普通です。たくさん持ち上がるようでしたらそれほど問題ありません。

Q 落とすときの呼吸のタイミングはありますか。

A 持ち上げて2〜3秒待って腰に重みを感じたところで一気に落とします。一気に落ちる程うまくいきやすいです。

腰椎3番の微妙運動

楽に　腰痛、脇腹引き締め、冷え

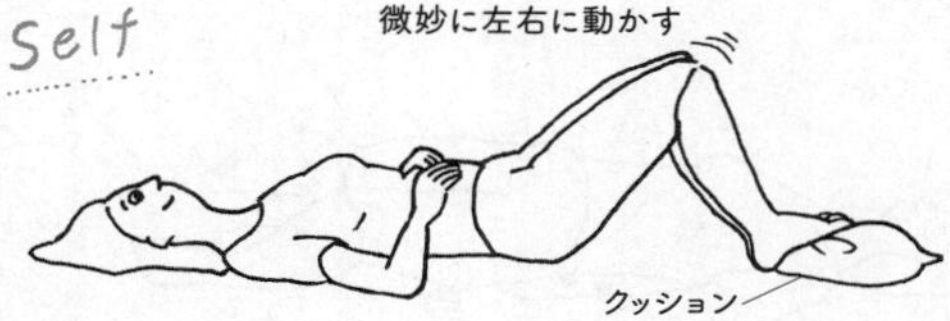
Self
微妙に左右に動かす
クッション

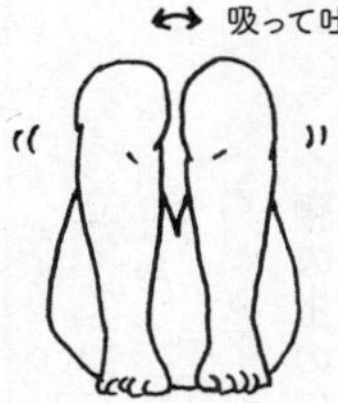
↔ 吸って吐いて

①仰向けで楽なポジションでひざを立てます（足先をクッションなどの上に乗せて少し持ち上げておくとやりやすい）。両手はへその下あたりに乗せておきます（手の力は抜けているほうが良い）。

②呼吸に合わせてひざを、なるべく幅を小さく微妙に（幅1センチ以内の気持ちで）、左右に動かします（腰椎3番が硬いと小さく滑らかに動きにくく、大きく速く動かしたくなる）。

このとき息を吸って左へ、吐いて右への場合、腰椎3番と4番の間に微妙にねじる動きが伝わります。逆に吸って右へ、吐い

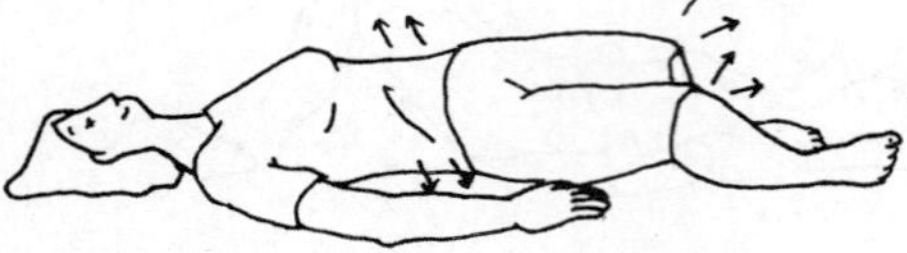

て左への場合、腰椎3番と2番の間に伝わり、柔らかく動くようになります。それぞれ10〜20回ほどやってみましょう。動きが少し柔らかくなると、腰が温かくなってきます。呼吸が途中で自然に逆になる場合は自然な反応にまかせます。

③立てていたひざをそのまま右または左横に倒します（力は抜けているほうが良い）。そのまま2〜3分ほど。うまくいくと以下のような反応を感じられます。

・腰の上のほう（腎臓のあるあたり）が温かくなる（反応がより強いと涼しく感じる）。
・お腹の中（へそのあたり）は温かくなる。
・ひざの周りが涼しくなる。
・脇腹の表面が涼しくなる。
そうなると脇腹も引き締まります。

■素朴な疑問 Q&A

Q　足先やひざはくっつけたほうがいいですか。

A　くっつけなくていいです。これもいちばん楽なポジション(腰が楽に動かしやすいように)がいいです。

Q　床は硬いほうがいいでしょうか。ベッドではダメですか。

A　背中が当たって痛いような硬さはよくないです。ベッドでOK。

Q　だんだんひざに力が入ってしまいます。

A　そこが問題です。力がうまく抜けたらOKです。動きもなるべく小さくできる程いいです。

Column

夏の間に移動する放熱ポイント

身体は体幹部から放熱・発散することで夏の暑さに適応します。その場所は6月から8月にかけて、脇腹から胸の中央へと移動していきます。また、放熱する場所と連動する部位も敏感になりますので、そこを冷やさないようにすることが大事です。

6月の放熱ポイント：ひじ・ひざ―腰椎3番―泌尿器―脇腹

腰椎3番がゆるんで脇腹から放熱しやすくなります。うまく放熱できないと脇腹の力が抜けてズブズブになり、お腹はへその周りが膨《は》ってポッコリ出っぱります。ひじ、ひざも放熱ポイントになります。

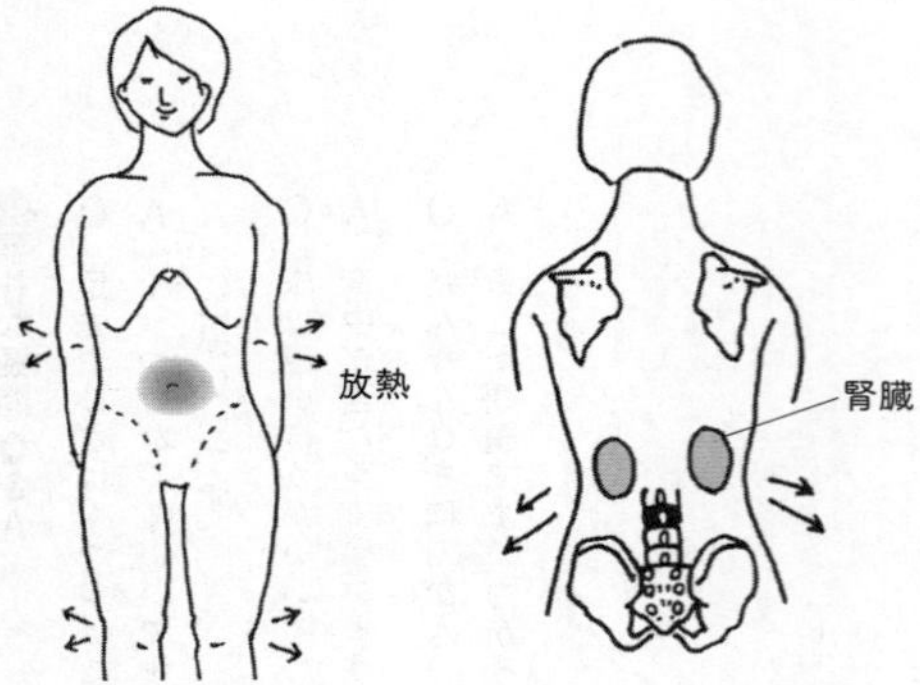

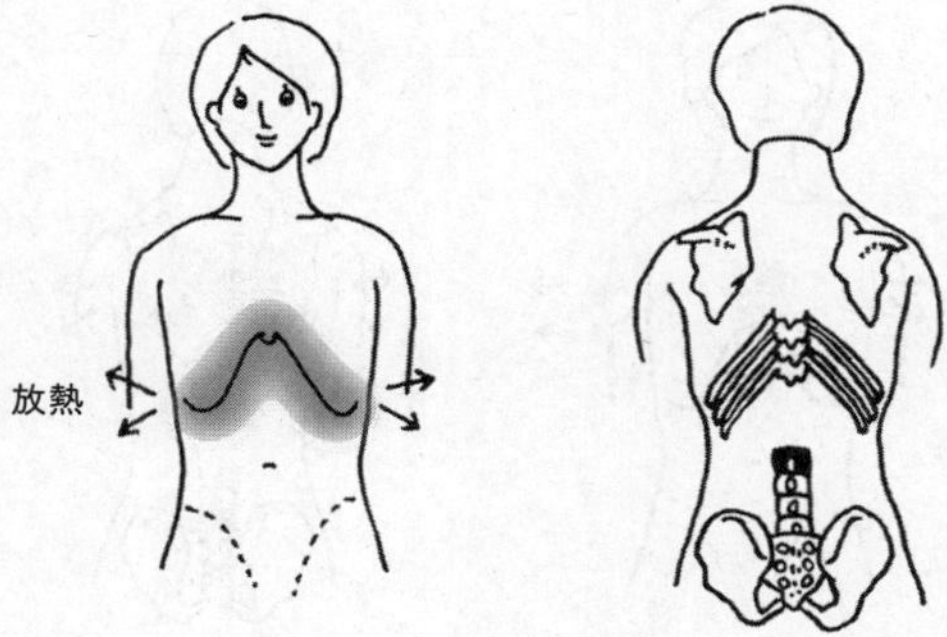

7月の放熱ポイント：すね内側―腰椎2番―消化器―上腹部・胸下部

腰椎2番がゆるんで上腹部と胸の下の方の脇から放熱しやすくなります。下の方の肋骨を横から触って柔らかいほど良い。うまく放熱できていないと上腹部が膨り、下の方の肋骨も硬くなります。

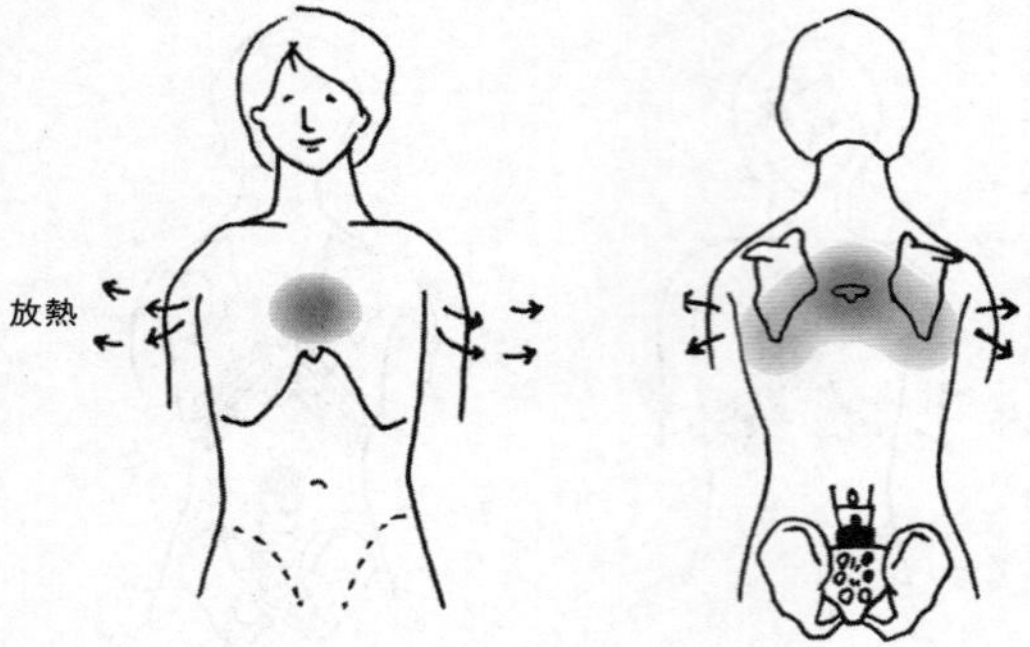

8月の放熱ポイント：ふくらはぎ下部―腰椎5番―呼吸器―胸中央部

腰椎5番がゆるんで胸の脇から放熱しやすくなります。胸全体が最も柔らかくなる時季。うまく放熱できないと胸の中央から胸全体にかけて硬くなります。

7月

梅雨から夏へ。
胸は自家製のクーラー

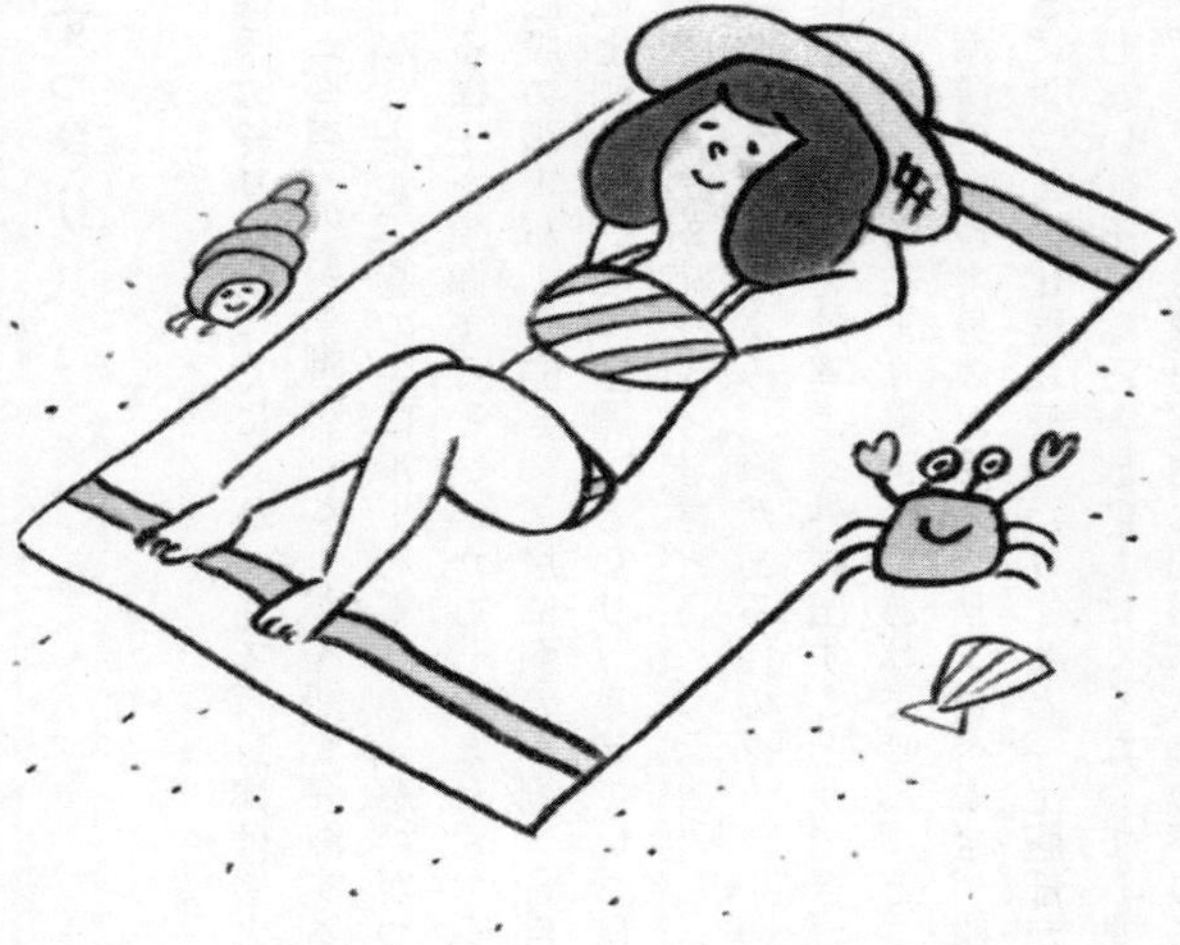

左右にしなやかでウエストもすっきり

適

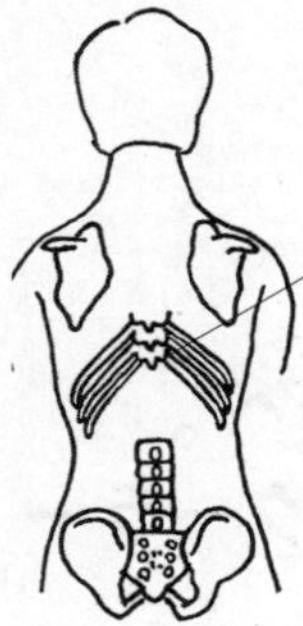
胸椎7・8・9番
（7・8・9肋骨）
7・8・9肋骨の動きが
柔らかく、このあたりから
放熱できるとウエストが
ほっそり見える

　梅雨の終りが近づくにしたがって、身体は最大の熱源（心臓）のある**胸**からどんどん熱を発散するようになります。胸の脇にルーバー式の「窓」がついている様子を想像するといいかもしれません。6月に脇腹のルーバーが開き、7月に胸の下側、8月に胸の上側も開いて「全開」となり、1年でいちばん暑い季節への対応を図ります。

　身体がうまくゆるみ、胸がある種のクーラーのように働いて、熱を効率よく外に出すことができれば、気温が高くてもあまり暑苦しくありません。ところが、冷房によって身体が**冷え**たり、食べすぎ、飲みすぎによって**消化器**が疲れたりすると、**上腹部**が膨《は》ってしまい、そうなると放熱しにくくなってしまいます。とくに7月は消化器に関係する胸の下のあた

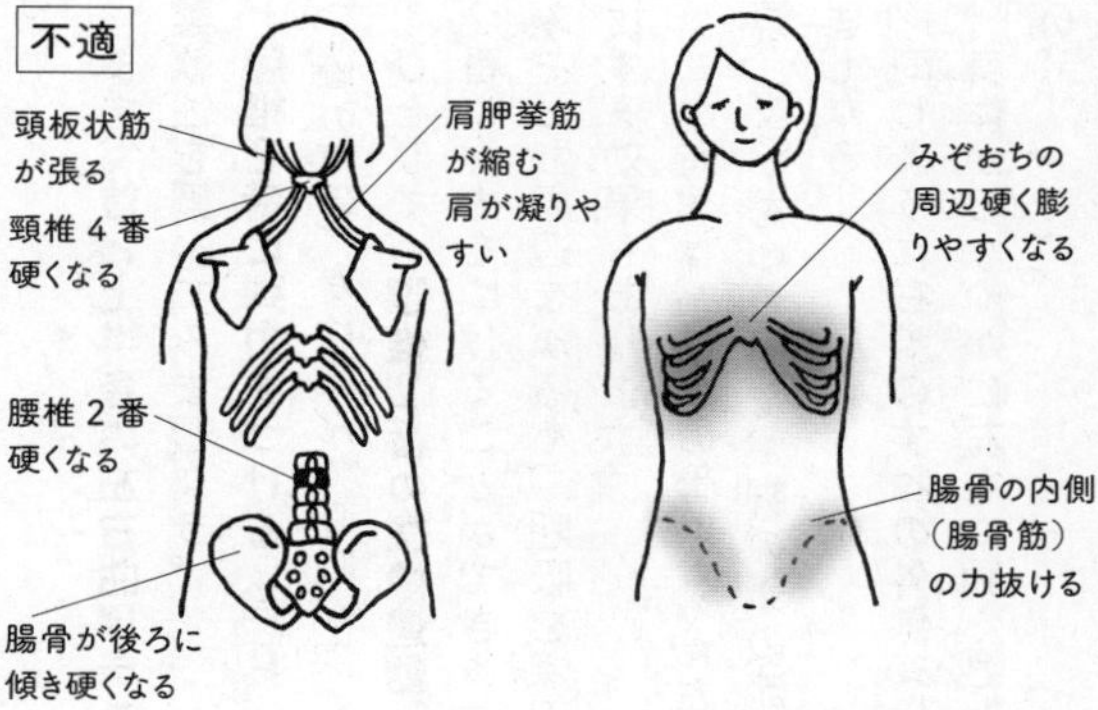
不適
頭板状筋が張る
肩胛挙筋が縮む
肩が凝りやすい
頸椎4番硬くなる
腰椎2番硬くなる
腸骨が後ろに傾き硬くなる
みぞおちの周辺硬く膨りやすくなる
腸骨の内側（腸骨筋）の力抜ける

り（胸椎7・8・9番と肋骨の第7・8・9の横）に熱がこもりやすく、ここが硬くなると食欲が落ちるほか、ぐっすり眠れなくなったりします。

腰椎で消化器に関連するのは**腰椎2番**です。また、いびきも腰椎2番と関係が深く、腰椎2番の弾力性の有無が症状に影響します。

腰椎2番を含め、**身体の左右の運動**（歩くときの左右の足の運び・体の横曲げ）に関連する部位の反応が強くなる7月は、腰痛やいびきの症状を軽減させるチャンスともいえます。**胸の下側**や**みぞおち**のあたりは、柔らかければ柔らかいほど良い。熱がこもって胸の下の方が硬くなると、身体のラインは、**肋骨**が横方向に広がったまま固まってしまい、ウエストのくびれがなくなって、ずん胴に見えます。7月は、身体の左右の運動の滑らかさにかかわる、これらの部位をいかに柔らかく保つかが鍵になります。

7月のメニュー

まず、**首と上半身の左右曲げテスト**（107頁、Self）で**腰椎2番**を要とする左右の動きの柔軟性を調べてみましょう。

腰椎2番に弾力をつける（109頁、Pair）と、消化器全体の働きが良くなります。上腹部（=胸の下部）がゆるんで呼吸が深くなり、リラックスしやすくなります。

ひとりでも**腰椎2番の微妙運動**（111頁、Self）や**バナナのポーズ**（112頁、Self）で、腰椎2番に弾力をつけることができます。腰椎2番の動きを柔らかくすることにより同時にみぞおち周辺をゆるめ、呼吸を深くすることができます。歩くときの脚の運びを滑らかにする効果もあります。

この時季は、すねの骨（とくに左側）の内側が敏感になります。**左脚のすねの内側**（114頁、Self）をゆるめて、脚の気の流れのつかえをとると同時に全身の気の流れを良くしましょう。

同じように**右脚のすねの外側**（116頁、Self）もゆるめておきましょう。

身体がしなやかに左右に動くことを時おり意識しながら、7月を過ごしてみてください。

首と上半身の左右曲げテスト

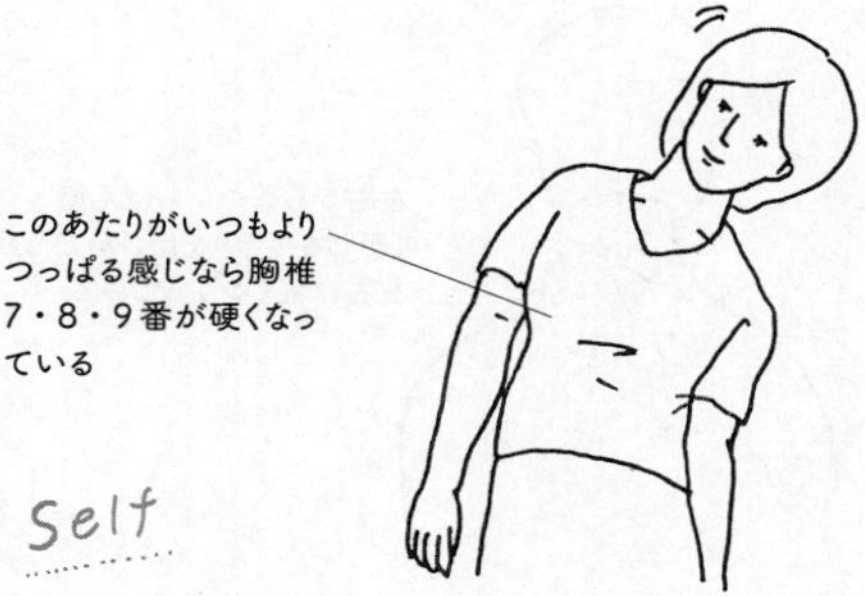
このあたりがいつもより
つっぱる感じなら胸椎
7・8・9番が硬くなっ
ている
Self

首を真横に曲げてみます。首の横の筋肉がいつもよりつっぱる感じなら、**頸椎4番**の動きが硬くなっています。

次に上半身を横に曲げ、**肋骨の脇**あたりの感覚を確かめてみましょう。胸の横につっぱりが感じられる場合は、**胸椎7・8・9番**および**7・8・9肋骨**が硬くなっています。

人の状態を見るときは、次ページの図のように相手の後ろ側に座り、指で首のいちばん細く見えるあたりをはさみ、左右に軽くゆすってみます。つかんでいる指先に首の骨がゴツッと当たる手ごたえがあれば**頸椎4番**が硬くなっています。柔らかくゆらゆら揺れる感じがいい状態です（首にふれるとき、指先

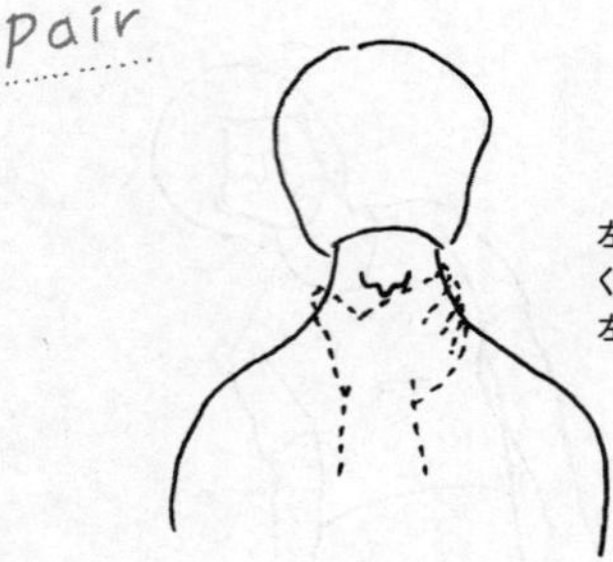

左右から首のいちばん細く感じるあたりをはさんで左右に軽くゆすってみる

の先端より腹の部分でさわる方が余分な力が入りません）。

腰椎2番に弾力をつける（ふたりで）

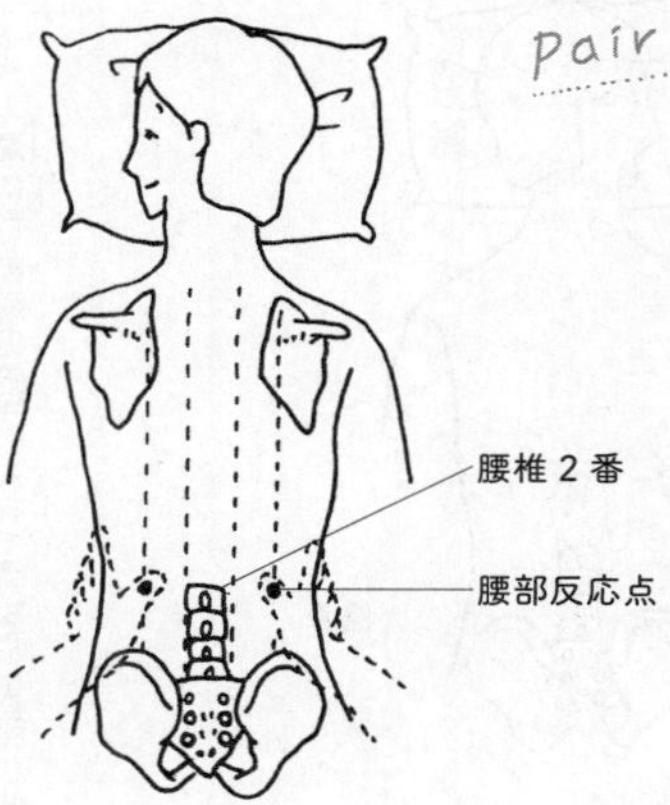

a．腰部反応点にふれる

楽に　肩こり、胃腸の動き、背筋全体の張り

左右の腰部反応点（腰椎2番の横、ウエストのいちばん細く感じられるあたり）を親指で背筋の外側寄りからお腹の方に向かって軽くふわっとふれます。腰の筋肉の外側からお腹の方向へ、左右の親指の延長線が互いにクロスするようにイメージしてみてください。この時点で押してしまうとうまくいきません。力を抜きます。受ける方の呼吸の動きが大きくなって、さらにお腹が温かく感じられたらOKです（目安は10呼吸×2〜3セット）。

b. 腰椎2番と脇をゆるめる

楽に　胃腸の働き、立ち上がるとき腰が伸びにくいタイプの腰痛、滑らかな歩行

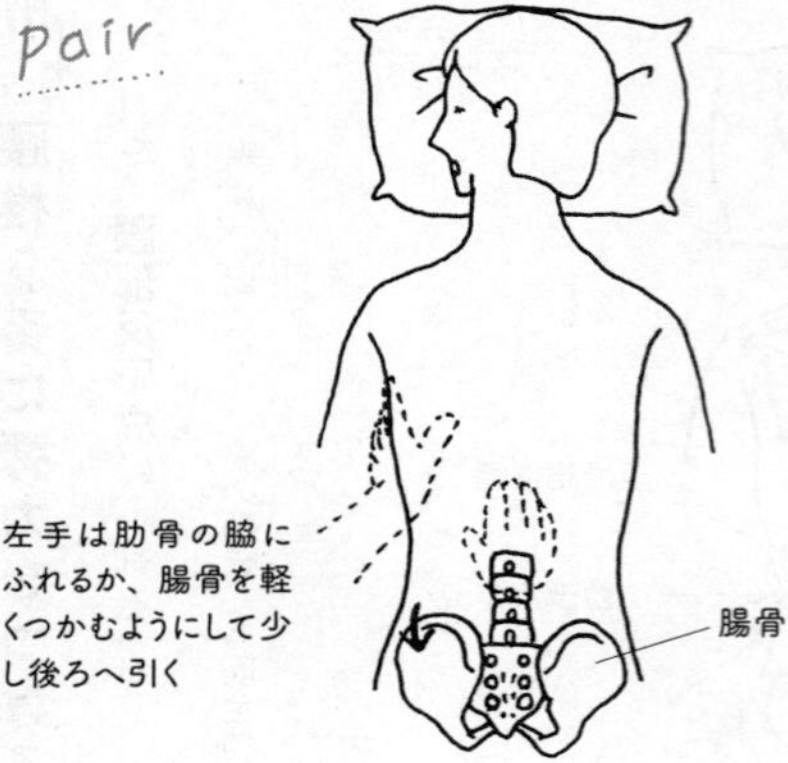
Pair
左手は肋骨の脇にふれるか、腸骨を軽くつかむようにして少し後ろへ引く
腸骨

右手の手のひら（掌底部）で腰椎2番に軽くふれ、左手は下の方の肋骨の脇にふれるか、もしくは腸骨を側面から軽くつかむようにします。腸骨をつかむ場合は少し後ろ（施術者の手前方向）に引きます（腸骨が後ろに傾きながら硬くなっているので、少しよけいに後ろに傾ける。呼吸の動きを手で感じられる程度に軽く）。お腹とみぞおち周辺が温かくなります（目安は10呼吸×2〜3セット）。

■素朴な疑問 Q&A

Q　呼吸が大きくなったのは目で確認できるのですが、相手は温かい感じがしない……といいます。しっかり温かくなるまでやるべきでしょうか。

A　呼吸が深くなればOKです。とくに吐く息が深くなると充分です。

腰椎2番に弾力をつける（ひとりで）

楽に

消化器の働き、肩こり

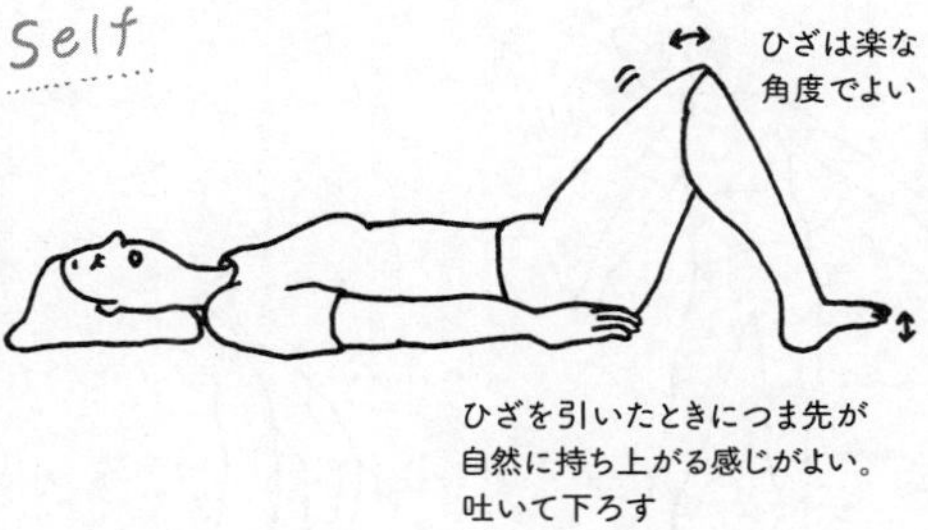
Self
ひざは楽な角度でよい
ひざを引いたときにつま先が自然に持ち上がる感じがよい。吐いて下ろす

a．腰椎2番の微妙運動

仰向けに寝て、いちばん楽な角度で両ひざを立てます。つま先を（かかとはつけたまま）片方ずつ交互に、息を吸った時にほんの少し引き上げ、息を吐く時に戻すようにします。最初は少し大きめの動きでもよいのですが、だんだんとなるべく動きを小さく（1センチ以内という感じ）します。

背中の真ん中あたり（胸椎7・8・9番周辺）が温かくなってくればいいでしょう。左右交互に20〜30呼吸くらい行いましょう。

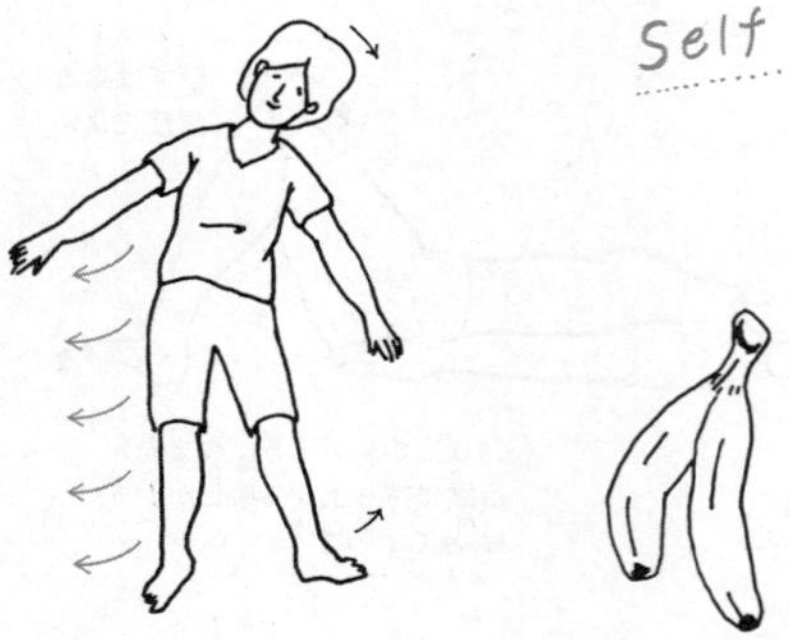

b.「バナナ」のポーズで涼しい身体に

仰向けに寝て腕を楽にひろげます。片方の脚を横に開き、同じ方向に首を曲げます（顔はなるべく横に向けないように）。この時、首や胸の横などがつっぱらない程度の傾け具合にしましょう。そのまま楽な呼吸で2〜3分キープ。

曲げている逆側の身体の側面全体（とくに脚全体の側面と胸の側面）が涼しくなって、背中は温かくなります。片方やると反対側もゆるみますが、両方やっておけばより良いです。

このポーズは身体を涼しくすると同時に、浅くなりがちな呼吸を深くするので、ベッドの上で就寝前に行うと眠りが深くなります。

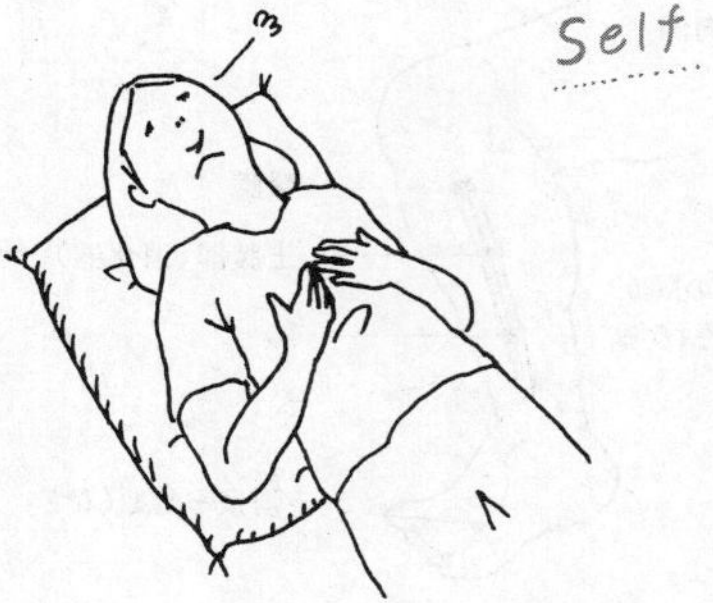

c. 胸の下部のゆるめ方

胸の真ん中あたりに指先がくるように両手を置き、息を吸いながら胸を広げるように手のひらに力を少しだけ加え（腕の重みだけでもＯＫ）、息を吐きながら手の力をふわーっとゆるめます。胸の下部が熱くなってくると背中も熱くなり、やがて肩の上が涼しくなってお腹が温かくなります。

Self

脚の気の流れのつかえをとる（左脚すねの内側）

楽に　脚のむくみ、冷房の冷え、胃腸の働き

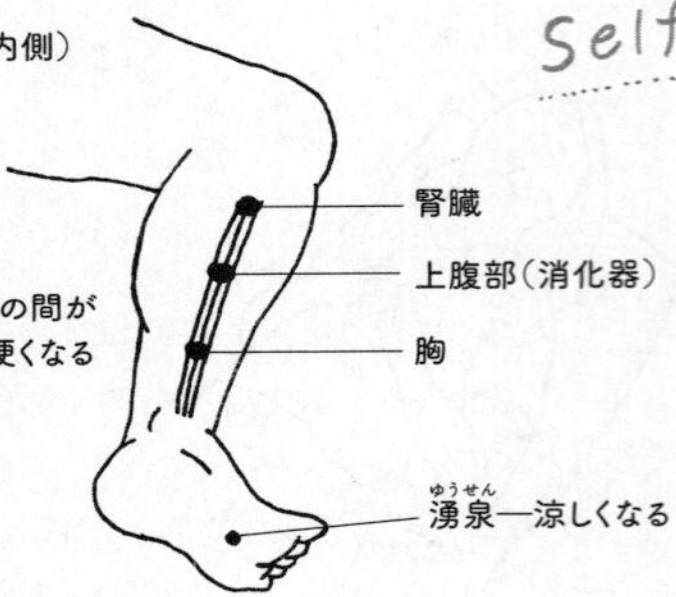
左脚（内側）
腎臓
上腹部（消化器）
骨と筋肉の間がつまって硬くなる
胸
湧泉《ゆうせん》―涼しくなる

すねの内側の骨の際《きわ》あたりを骨の方に向かって、骨にコツンと当たる手ごたえを確かめながら指先で押してみます。

7月は1か月を通じ押してみてください。いちばん痛い敏感な部分が上から下に移動します（9月はこれとは逆に下から上へ敏感なポイントが移ります。143頁参照）。それぞれのポイントが対応する部分は次のとおりです。

上↓腎臓（この部分の流れが良くなると腰の上が温かくなります）

中↓上腹部／消化器（上腹部、背中の真ん中あたりが温かくなります）

下↓胸（胸の真ん中、上背部が温かくなります）

押さえるコツは右手ですねの上からつかむようにして親指の先をすねの骨の内側から裏側のあたりにコツンと当てるように押します。痛いところを見つけたら、いったんやや押しこみ、そのまま角度を変えずに力を抜いて少し指を戻したところで5〜10呼吸ほどキープします。すねの内側の気の流れが良くなると、足の裏は涼しくなります。

■素朴な疑問 Q&A

Q　痛いところだらけですが、何か所もやっていいのですか。

A　3か所くらいでいいと思います。

脚の気の流れのつかえをとる（右脚すねの外側）

楽に　腰痛、暑さ負け

右 脚（外側）

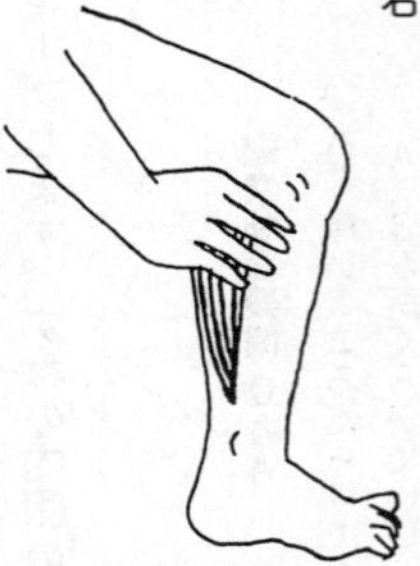

Self

脚の外側の筋肉が張ったり疲れた感じがする場合は、すねの外側寄りの筋肉（とくに硬くなっているところ）を前後から軽くつまむようにしてから、ゆっくり力を抜きます。5～10呼吸くらいキープして足の裏や足先が涼しくなってくればＯＫです。何か所かやってみてもいいです。

■素朴な疑問Ｑ＆Ａ

Ｑ　力の加減はどれくらいですか。マッサージとはちがう？

Ａ　つかむのはむしろ力を抜くためなのでわずかでいいです。どうしても強く押したくなるのですが、力を抜いた方がゆるみやすいです。

Q　なぜ右脚なのですか。

A　身体の左右は基本的に対称でなく、とくにバランスを崩すとき(=症状があるとき)は余計に左右差が出ます。どうしてかはわかりません。

Column

「寝苦しさ」の正体

夏は胸が放熱器として働きはじめる季節。自家製のクーラーがうまく稼動すれば、家電のクーラーにそれほど頼らなくても、あまり辛くないものです。ところが、放熱の要になる「胸」は、冷房等の冷えはもちろん、気疲れをはじめとする精神的なストレスや、せわしない生活リズムなどの影響を受けて、すぐに硬くなってしまうところでもあります。

たとえば、「暑さで寝苦しい」という経験をしたことがない人はいないでしょう。昼より気温が下がっているのに、暑い、というのはなんだかおかしいと思いませんか。身体の緊張がゆるむと、胸の深部の熱は発散しようとする。つまり、眠くなってくると身体は放熱モードになり体温を下げようとするのです。この時、身体に余計な緊張（硬い部分）があると、熱が抜けずにこもって、体表近くが余計に熱い感じがするようになってしまいます。これが「寝苦しさ」の正体です。

夏は腕を出す機会が多いためか、二の腕の太さやたるみを気にする女性も増えます。実は腕の太さは、胸からの発散の良し悪しで決まったりするのです。胸が硬くなると脇の下にあるリンパ節から腕の付け根や、二の腕の内側に水分が滞留するため、腕が目に見えて太くなります。胸に弾力がついてくれば、胸から腕に向かう気の流れがよくなり、水分が滞留することもなく、このあたりがすっきりします。

胸の下側の熱の発散はウエストラインの美しさにもかかわります。夏は身体のラインを決める季節ともいえそうです。

8月

夏まっさかり。
胸に弾力をつけ夏バテ防止

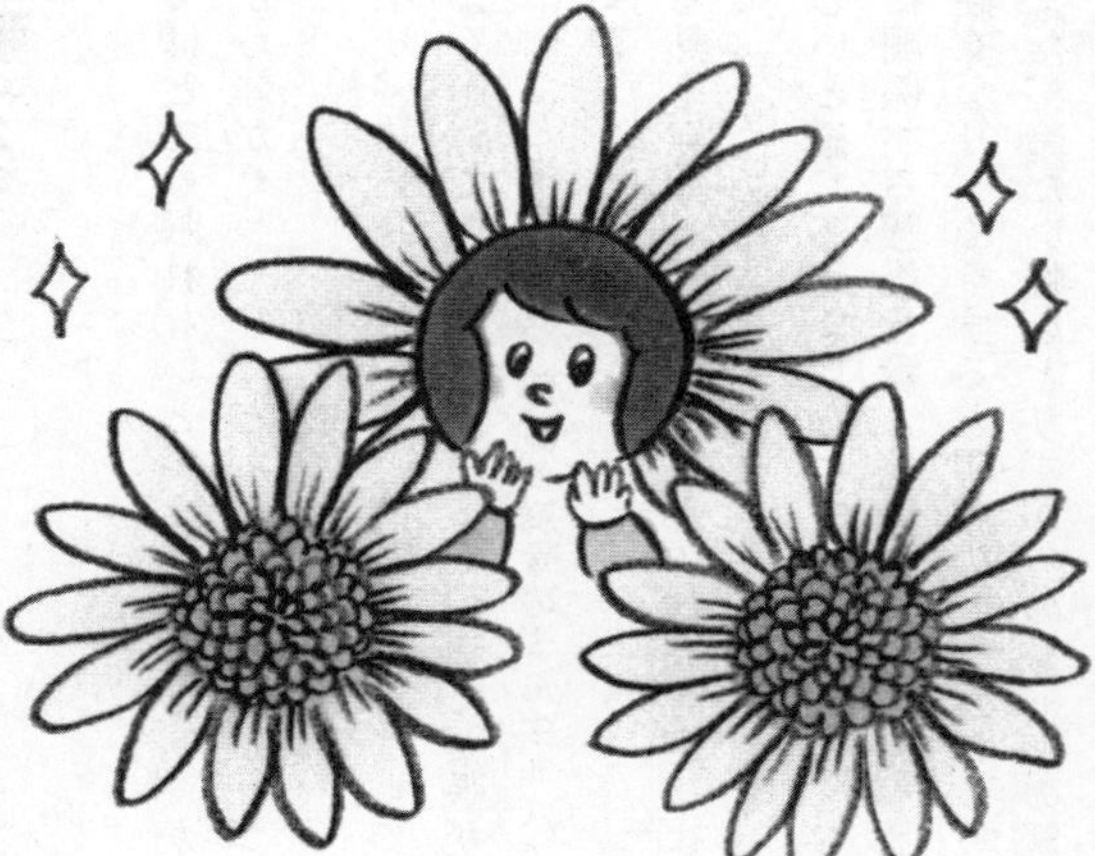

寝苦しさや夏バテは胸の緊張から

夏まっさかりの8月は、冷房なしではとても眠れないという人もいます。かといってつけっぱなしで寝れば、朝起きた時から体がぐったり。どちらにしても眠りづらく、疲れやすい時季です。

夏の身体は、本来は胸が柔らかくなり、熱を発散しやすい状態になるはずです。しかし実際には、冷房で冷えたりしてうまく適応できない場合が多く、胸に緊張が集中し、**胸の中心部が硬く**なりがちです（背中側だと**胸椎5番**、前だと胸骨のまん中＝穴《ツボ》でいうと膻《だん》中《ちゅう》を中心に）。胸に熱がこもった状態です。

眠っている間は、胸にこもっている熱を発散し、胸の中心部の体温を下げようとする働きが高まります。胸に弾力があれば、発散して身体は涼しくなりますが、弾力がないと熱が身体の表面近くに停滞し、暑苦しいと感じる状態になってしまいます。ひどくなると呼吸も浅くなります。呼吸の深さに関係する**腰椎5番**と**仙骨**の間も硬くなっています。

さらに**肋骨**がねじれて**みぞおち**が硬くなり、そうすると胃腸の動きがにぶり食欲も落ちてきます。いわゆる夏バテです。また、冷たい物をとりすぎるのも、胸の緊張を助長します。むしろ熱い物を食べて発汗を促した方が、緊張がゆるみやすくなります。

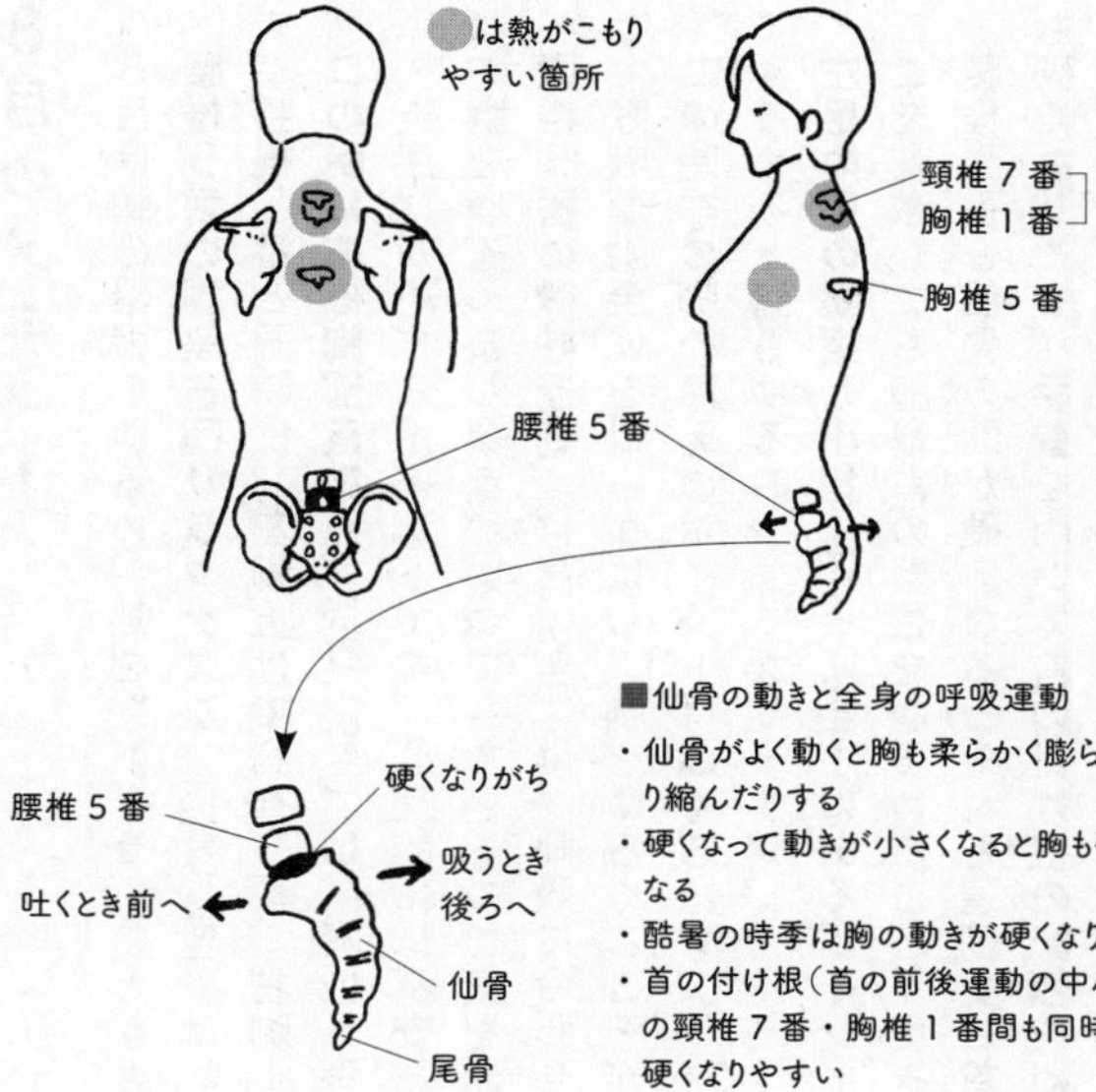
は熱がこもり
やすい箇所
頸椎７番
胸椎１番
胸椎５番
腰椎５番
腰椎５番
硬くなりがち
吸うとき
後ろへ
吐くとき前へ
仙骨
尾骨

■仙骨の動きと全身の呼吸運動

・仙骨がよく動くと胸も柔らかく膨らんだり縮んだりする
・硬くなって動きが小さくなると胸も硬くなる
・酷暑の時季は胸の動きが硬くなりがち
・首の付け根（首の前後運動の中心）の頸椎７番・胸椎１番間も同時に硬くなりやすい

この胸の中心になる胸椎5番は、さまざまな情報刺激や人間関係のストレスに敏感に反応し、硬くなる所でもあります。硬くなると免疫症状や神経症、「なんとなく不安」といった症状を起こしやすくなります。

身体自体が涼しくなろうとして胸をゆるめたがっているこの時季に、流れに乗ってうまく胸をゆるめることができれば、夏を乗り切れるだけでなく、こうした不安症状やストレスを安心感に変えることができます。また、免疫系の働きを向上・安定させることもできます。

8月のメニュー

8月は胸の緊張をゆるめ、熱を発散させることが要になります。

腰椎5番の脚座布団リラックス法（125頁、Self）は、胸をゆるめるいちばん楽な方法です。腰椎5番と同時に、左脚上げで胸椎5番、右脚上げで胸椎11番がゆるみます。

二の腕にある胸部反応点（126頁、Self）は、胸椎5番と連動し、アレルギー等の過敏反応・炎症に対応するポイントです。心理的には不安を鎮める効果があります。ここにふれて胸をゆるめましょう。いつでもできるので気を休めたいときにもオススメです。

腰椎5番の微妙運動（128頁、Self）は、呼吸に合わせて仙骨をわずかに動かしてゆくことで呼吸運動全体を滑らかにし、胸をゆるめることができます。

この時季の脚の冷えのポイントは**ふくらはぎ**（130頁、Self）にあります。ここを刺激してゆるめると胸もゆるみやすくなります。

左足の甲の薬指と小指（132頁、Pair）にあるポイントは、胸や首の緊張と連動しており、ここを刺激しても胸や首の緊張をゆるめることができます。

腰椎5番と仙骨の間が硬くなるとそれと連動する**首の付け根**（頸椎7番と胸椎1番の間）も硬くなります。**手首**を用いて首の付け根の緊張をゆるめることで**首にこもった熱をとり**（133頁、Self）、呼吸を深くしましょう。

脚座布団リラックス法（腰椎5番）

楽に　前かがみになると痛い腰痛、アレルギー、不安感

腰椎5番は、呼吸の深さにもっとも関係する場所です。腰椎5番と仙骨（骨盤のまん中の骨）の間の動きをよくすると、胸の緊張がゆるみます。

①座布団を用意します。

②片脚の太ももの下のほうからすねの部分が座布団に乗るようにして、うつ伏せに寝て、自然に呼吸をします（このとき身体のどこかが苦しいようだと座布団が高すぎます。脚の持ち上がり方を小さくしてリラックスできるように工夫してみて下さい）。

片脚側だけが少し持ち上がることで、仙骨の動きが楽に大きくなり、自然に呼吸が深くなります。

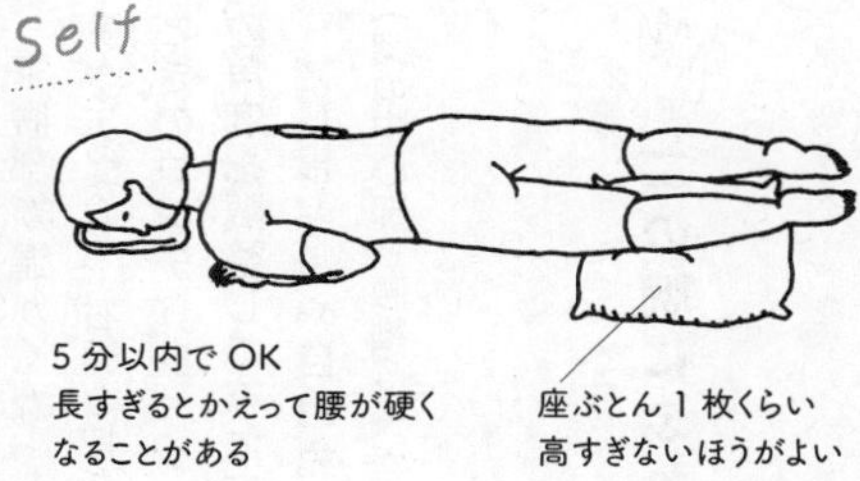
Self
5分以内でOK
長すぎるとかえって腰が硬くなることがある
座ぶとん1枚くらい
高すぎないほうがよい

下腹部が温かくなってきたらＯＫ（目安は２〜３分くらい。左脚を持ち上げた場合は胸のまん中あたり、右脚を持ち上げた場合はみぞおちあたりがとくに温かくなります）。ただしそのときのコンディションによって反応の仕方が違うので、その場合は脚の水平方向（＝横）の角度を調整してみて下さい。

アレルギーや自己免疫疾患、慢性疲労症候群の人にもおすすめのリラックス法です（胸の中心部と腰椎５番が硬くなっていると免疫系の働きが不安定になりやすい）。

二の腕にふれて胸の緊張をゆるめる

二の腕のまん中あたりが胸椎５番と胸の中心部に通じるポイントです（胸部反応点）。外側から手のひらでふわっとさわってみて、弾力がなく、骨に直接触るような手ごたえがあるときは胸の緊張が強いのでゆるめましょう。

①座った状態で、腕組みをするように手をクロスして、二の腕を外側からふわっとさわ

Self

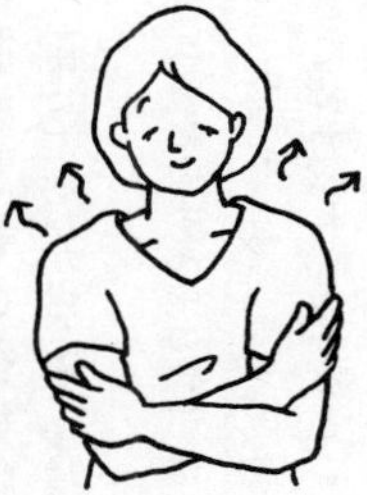

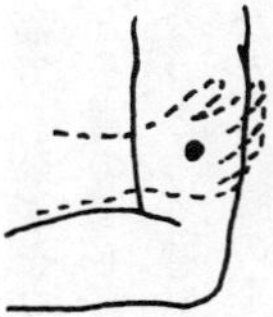

手のひらの真ん中あたりが二の腕外側の真ん中に軽くふれる。ピタリとくっつけず手のひらの真ん中は隙間があるほうがよい

る（主に左腕側がふれればよい）。

②手はそっとふれるだけで、力を抜きます。そのまま10呼吸ほどキープ。そこであらためて手の力をゆるめなおします（2～3セット）。

このとき、意識は、ふれる手の方にいきがちですが、ふれられている側を意識するのがコツ。胸の中心部が温かくなり、肩や腕の周りが涼しくなればOK。また、冷房の部屋に入る前に、この胸部反応点をピシッとたたいておくと、冷えの予防になります。なお、普通の「**腕組み**」の姿勢だけでも胸の緊張をゆるめ、気を落ち着かせる作用があります。

腰椎5番の微妙運動（仙骨の弾力）

楽に　前かがみで痛む腰痛、アレルギー、不安感、ストレス

仙骨（骨盤のまん中の骨）は、通常は呼吸をすると前後に動きます（息を吐くとおじぎをするように前に、吸うと起き上がるように後ろに）。ところが、呼吸運動全体の要である仙骨の動きに弾力がなくなると、呼吸全体も浅くなります。微妙運動で仙骨の動きに弾力をとり戻しましょう。

①仰向けに寝て、ひざを立てます。夏バテしていると、腰椎5番と仙骨の間だけでなく、腰椎4番と5番の間も硬くなって、腰の下の方が床から浮きます。良好ならば床に腰が楽にピタリとつく感じになります。

②息を吸いながら、腰の下の方を床に押し付ける（腰が浮いている感じがするときはとくにようにし、尾骨はシッポを丸めるように少し持ち上げます（動かすのはほんの1～2センチ。できれば数ミリ）。小さく動きにくい感じがするほど腰椎5番と仙骨の間が硬くなっています。

③息を吐きながら力を抜き尾骨を元に戻します。これを呼吸に合わせてくり返します（鼻から吸って鼻から吐くほうがリラックスしやすい）。

背中上部、胸の中央、腰の下が温かく、あるいは熱くなり、腕の表面が涼しくなって

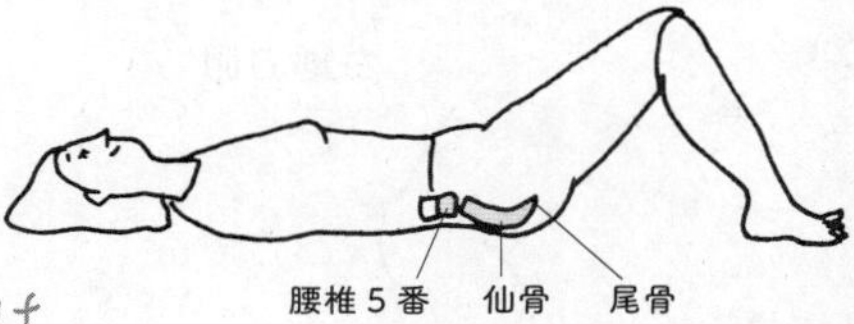

Self

動きがつかめてきたら、なるべく１センチ以下、数ミリくらいの感覚で上下に動かす

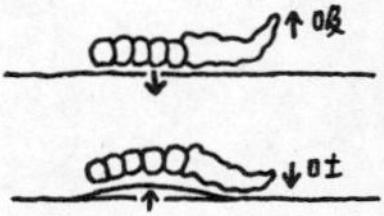

きたらＯＫ。

④さらに、腕を斜め横に広げて、胸の側面が涼しくなると完璧です。

■素朴な疑問Ｑ＆Ａ

Ｑ　尾骨を持ち上げるときかなり力が入ってしまうのですが構いませんか。

Ａ　最初は力が入ってしまっても仕方がありません。くり返すうちにゆるんでくればＯＫです。

Ｑ　力を抜くときはゆっくりとですか。それともストンといった感じですか。

Ａ　自然にゆるめればいいです。できればふわーっと滑らかにゆるむといいですが、緊張が強いとカクッと動くか、力が抜けにくい感じがします。少しずつ動かしているうちに滑らかになります。

Ｑ　仙骨付近でも何か感じますか（にぶいじわっとした感じが少しありました）。

Ａ　仙骨は温かく感じる場合が多いですが、ムズムズしたり、色々な感覚があってもいいです。

ふくらはぎを刺激して胸の緊張をゆるめる

楽に　前かがみで痛む腰痛、冷え、夏バテ

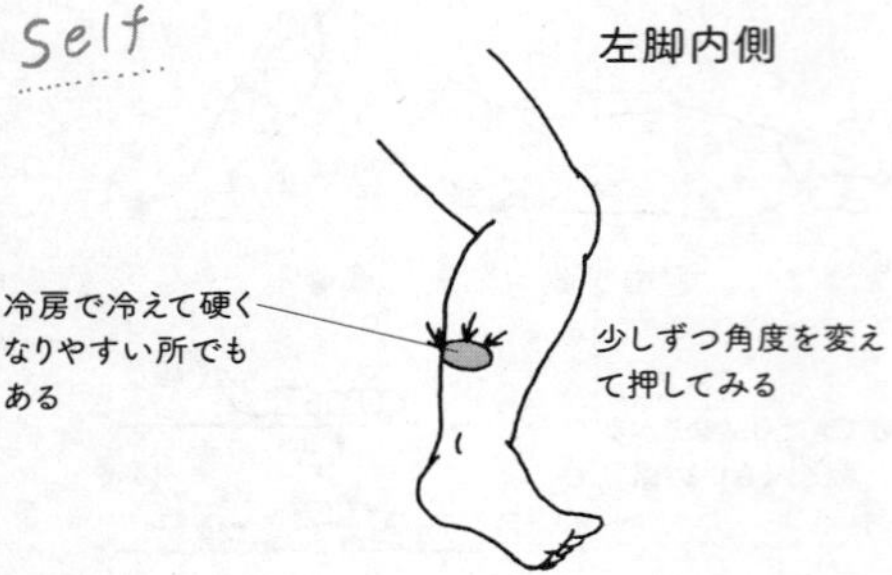
Self
左脚内側
冷房で冷えて硬くなりやすい所でもある
少しずつ角度を変えて押してみる

ふくらはぎのポイントは腰椎5番および胸の中心と連動しています。胸が硬くなる夏のポイントは、アキレス腱との境付近です。

①図のように、左脚のふくらはぎの下、アキレス腱との境のあたりを親指の指先などで押して、硬くて痛い「角度」を探します（ポイントは表面ではなく、少し中の方にあるので、押すときの方向を3Dでとらえる必要があるわけです。色々試してみて下さい）。

②当たったら、角度を変えないまま、半分力を抜いた状態で押さえ続けます（5～10呼吸ほど。あちこち痛いなら2～3か所やってみてもいいでしょう）。胸の中央が温かくなればOK。気の流れが良くなる

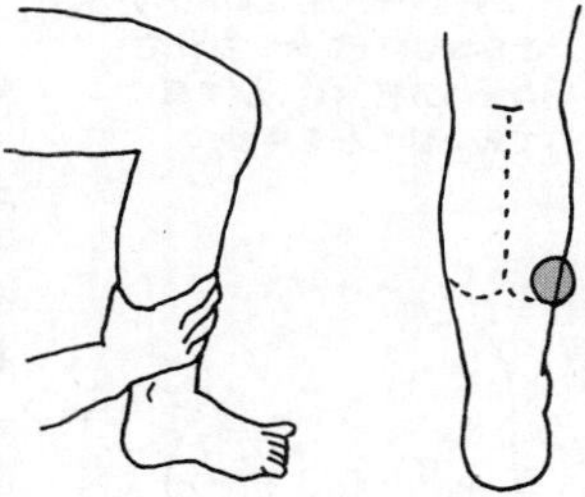

右脚外側

痛いところを右手でつまむようにつかんでからゆるめる。楽な姿勢で。壁にもたれかかってもよい

Self

と脚の裏は涼しくなります。

ここを刺激してから、足浴で温めるのもおすすめです（熱すぎないくらいのお湯で3〜5分）。熱の発散がよくなり、汗をかきやすくなります。

また、夏バテすると右ふくらはぎの下のほうの外側寄りが硬くなります。こちらもゆるめておきましょう。

①前後からふくらはぎ外側の筋肉をつまむようにつかんで硬くて痛いところを見つける。

②そのまま力を抜いてふわーっとふれておく（5〜10呼吸）。

楽に

左足の甲を刺激して胸や首の緊張をゆるめる

座骨神経痛、不安感

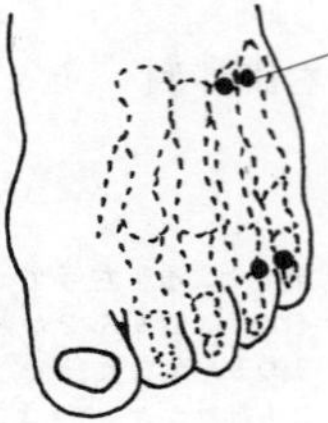
爪の先をツンと当てる
（まず爪の先で谷間の終わりをみつけ、そこから左 or 右の骨の方向へ軽くえぐる感じで痛いポイントを探す）

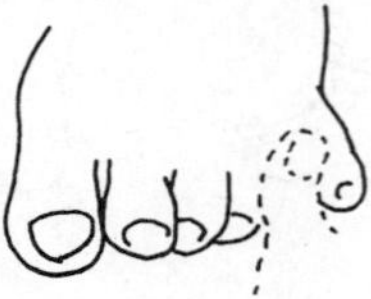
小指・薬指の間の股の部分を指の骨を押し広げるように押す（これも痛い）

Pair

足の薬指と小指の間（足の甲の骨と骨の間が狭くなっているところ）を爪の先で軽く押し広げるように押します（指の股を押し広げるように押してもよい）。

薬指側に向けて押すと、首から背中全体が温かくなり首の緊張がゆるみます。小指側に向けて押すと、背中上部（肩胛骨と肩胛骨の間）が温かくなり、胸の緊張がゆるみます（38頁、39頁参照）。

ひとりでもできますが、仰向けに寝て人にやってもらったほうが反応しやすいです。

首にこもっている熱をとる

楽に　過緊張（あがり）、自律神経の働き

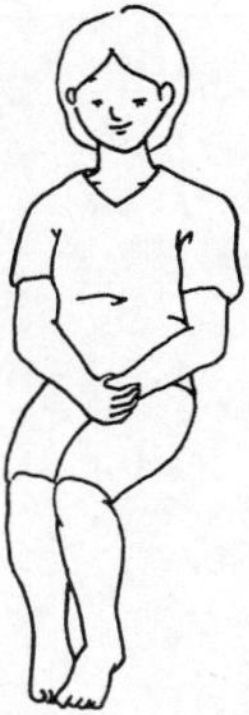

漫才師やアナウンサーがよくする姿勢・ポーズでもある。緊張がゆるみ落ち着く

Self

首の付け根の緊張をゆるめることで首にこもっている熱をとることができます。夏バテ気味になると首の付け根のまわりが硬くなります。（頸椎7番と胸椎1番の間）。

これ自体が、暑苦しい感じの元になるだけでなく、自律神経系の不調や、熱中症を引き起こしやすくなります。

右手で左手の甲あたりを軽くつかんで、お腹の下の方に置いておく（＝手首はそのまま力を抜く。自然に呼吸します）。

首の付け根のあたりが温かく（熱く）なり、みぞおちから下腹まで温かくなってきます。首の付け根・肩のまわりがゆるみ、肩の上が涼しくなればOKです。

9月

残暑の中、胸を閉じていく
感傷的な時季

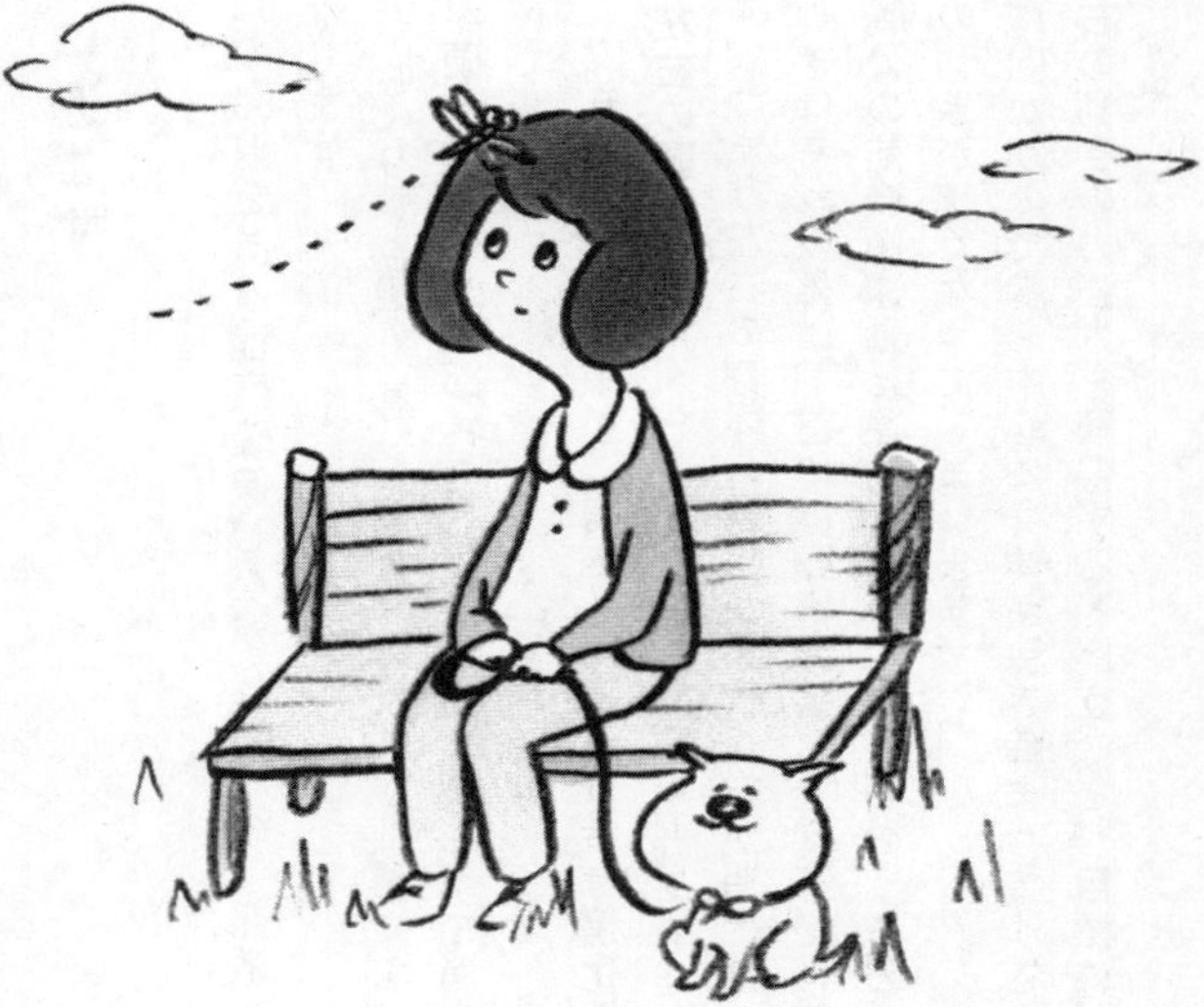

左右の動きを獲得して楽に過ごす

まだ残暑もあり、9月は胸と脇の発散をある程度確保しながら夏用の「発散ルーバー」を徐々に閉じて行く段階になります。

7月と同じように**胸下部**（胸椎7・8・9番と第7・8・9肋骨）の反応が敏感になります。冷えてしまった場合は胸下部が硬くなり、上腹部（みぞおちの周り）が膨《は》って消化器の働きが悪くなります。

7月の「左右曲げテスト」（107頁）でもふれていますが、胸椎7・8・9番は**消化器**の働きと関係が強く、同時に**身体の左右の動き**（くねくねしたり、大きく横に曲げたりする動き）の柔軟さもココにあらわれます。つまり左右の身体の動きが柔軟な方が消化器の働きも良いということです。左右の動きはそれ以外に、首では**頸椎4番**、上胸部では**胸椎4番**、腰では**腰椎2番**、骨盤では**腸骨**の前後傾運動と連動します。これらのうちどの動きが硬くなっても身体全体の左右の動きが鈍くなってしまいます。

9月の場合、季節は涼しい方向に向かうので胸を中心に身体が引き締まってゆきますから、やわらかさを失わないで左右の動きの力強さを獲得するということが目標になります。

胸椎４番は消化器の中でもとくに**食道**の動きに関係します。また胸椎４番は**感情の働き**とも結びついています。「胸が閊《つか》える」「胸の閊えがおりる」「胸が張り裂けそうだ」など、感情表現によく使われる胸の反応は、胸椎４番が緊張したりゆるんだりする動きに強くリンクしています。また涙を流すことも胸椎４番がゆるむことと連動しています。

胸椎４番が弾力を取り戻すことによって「胸の閊え」が取れ、感情が浄化され、気分が楽になるのです。

「悲しくてやりきれない」というサトウハチロー作詞の歌の「胸にしみる空のかがやき」とは９月の空にいちばん似合いそうです。

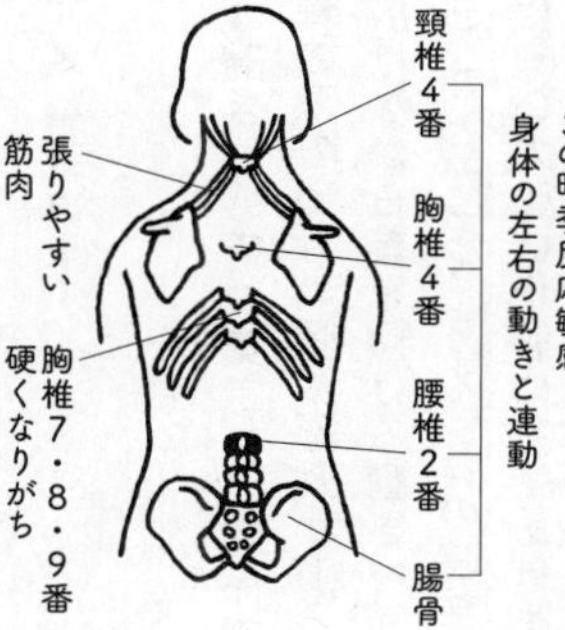
この時季反応敏感
身体の左右の動きと連動
頸椎４番
胸椎４番
腰椎２番
腸骨
張りやすい筋肉
胸椎７・８・９番
硬くなりがち

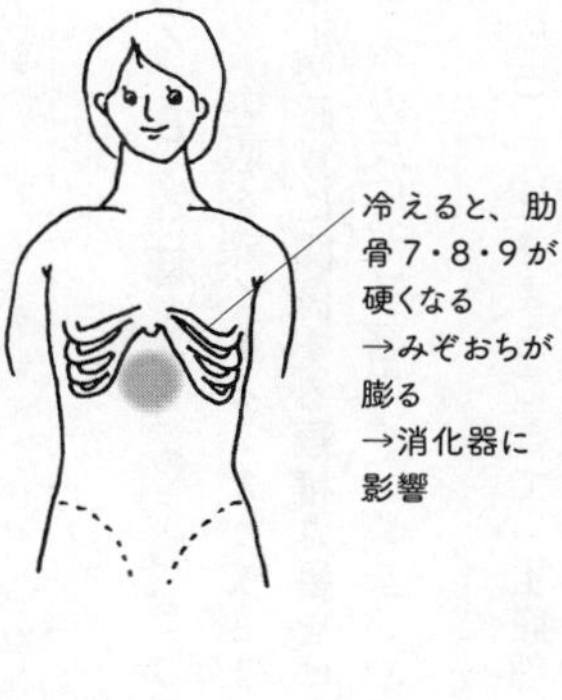
冷えると、肋骨７・８・９が硬くなる
→みぞおちが膨る
→消化器に影響

9月のメニュー

消化器の働きや感情の安定にも関係する**胸椎7・8・9番**をゆるめましょう(139頁、Pair)。肋骨の下の部分の呼吸運動が滑らかになり、呼吸を深くすることができます。

両腕を広げながら首を傾ける動きで、聴覚や平衡感覚に関係する**頸椎4番**をゆるめる(140頁、Self)ことができます。この時季は頸椎4番の反応が敏感です。めまいや耳鳴りを起こしにくい力強い状態にしてあげましょう。

二の腕と脚のすねにある反応点(142頁、143頁、Self)を押さえることで、上腹部と胸をゆるめて呼吸を深くしましょう。7月と8月でも同じやり方の整体を紹介しましたが、反応するポイントの位置がちがってきます。

腰椎2番の微妙運動(144頁、Self)は、爪先をひき上げる動きで、腸骨を前に傾ける動きを滑らかにし、腸骨筋を動きやすくします。左右の重心移動や姿勢のバランスが良くなります。

胸椎7・8・9番をゆるめて消化器の働きをよくする

楽に　肩こり、消化器全般

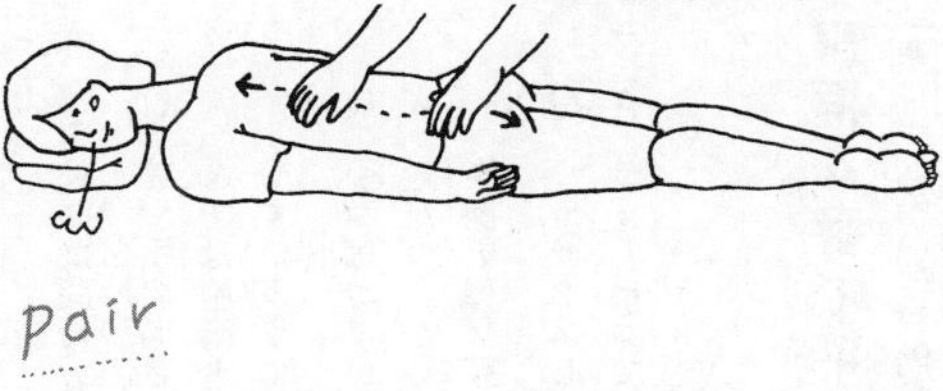
そっとふれて矢印方向に
少し引く感じ
pair

うつ伏せで背中のいちばん盛り上がっているあたり（肩胛骨の少し下）と骨盤の真ん中あたりにそっとふれます。ふれているところの皮膚をわずかに上下方向に引っぱり合うようにしながら呼吸の動きを手で感じとります。目安は10呼吸。10呼吸したら、手をゆるめなおす。それを数セット。

皮膚を引っぱる方向を手先の向きを少しずつ変え調整すると呼吸の動きがはっきり大きくなってきます。

最初は吸う息の方が長いのですが、充分リラックスすると吐く息の方が長くなり、呼吸が深くなります。

■素朴な疑問Q&A

Q　首や手の向き・位置は？　施術者は楽な姿勢でいいんですか？

A　まずは施術者にとって楽な姿勢を確保して下さい。手の向きや位置は呼吸が大きくなりやすいように微調整します。手の力が抜けやすい感じがするポジションがベストです。

Q　引っぱっているうちに力が入ってしまいますが……。

A　気がついたら力をゆるめましょう。力が入りすぎやすいようでしたら手の向きや自分の姿勢を微調整しましょう。

Q　リラックスしたせいか、相手が寝息をたてはじめました。そのまま続ける？　やめる？

A　うまくいっています。眠っていてもそうでなくても吐く息が充分深くなったらＯＫです。

頸椎4番で平衡感覚を調整

楽に　めまい、耳鳴り、突発性難聴、肩こり

頸椎4番は平衡感覚（めまい・乗りもの酔い）、聴覚（突発性難聴・耳鳴り）に関係します。

とくに頸椎3番と4番の間が硬くなった場合めまいをおこしやすく、頸椎5番との間が

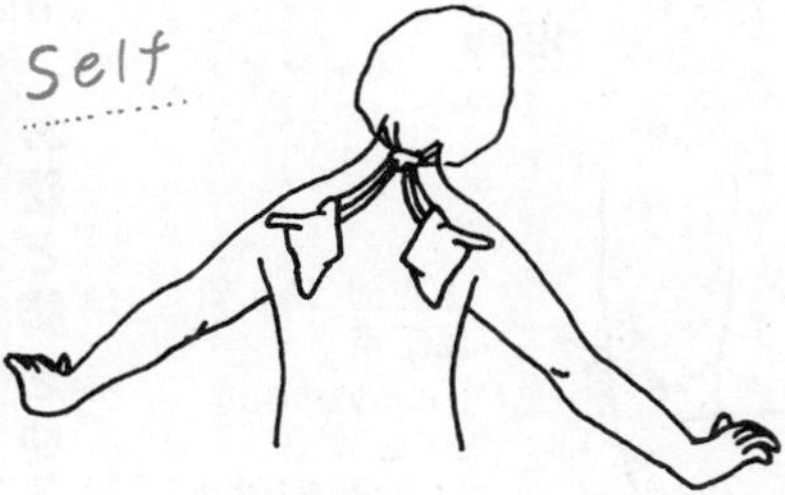

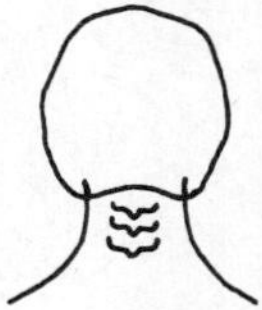
頸椎 3・4・5番

硬くなれば耳鳴りや突発性難聴を起こしやすくなります（150頁の図参照）。9月は頸椎4番の反応が敏感なので、柔らかく、力のある状態にするチャンスです。

①まず手首を反らして両腕を広げます（腕を上げる角度は斜め下で楽な範囲で結構です）。

②首を横に大きく傾ける（ここでひと呼吸）。傾けた側と反対側の腕がつっぱって痛い。

③呼吸を止めないでゆっくり数呼吸しながら首も腕も力を少しずつ抜いて元に戻していきます（手首を反らしたときには当然力が入りますが、あとはゆ〜っくりゆるめながら戻していきます）。

自然に首を左右に曲げれば頸椎3・4番の間が、首をうつむき気味にして左右に曲げれば頸椎4・5番の間が柔らかくなります。両方それぞれ左右やっておきましょう。

お腹と胸をゆるめて深い呼吸に（左腕と左脚の反応点）

左の二の腕と脚のすねにあるポイントを押さえると、関連する上腹部と胸をゆるめ、深い呼吸を得ることができます。

左腕

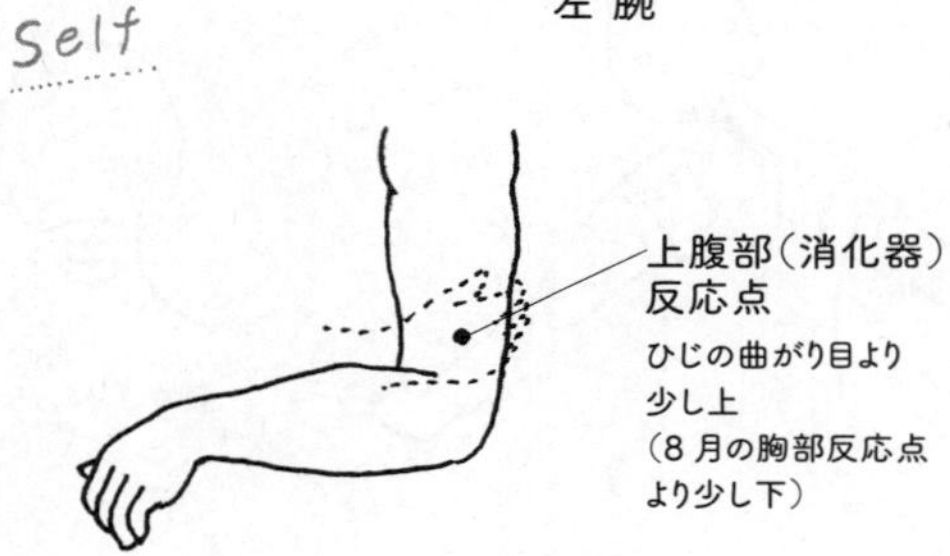
Self
上腹部（消化器）反応点
ひじの曲がり目より少し上
（8月の胸部反応点より少し下）

a. 左の二の腕の反応点

二の腕を押さえるやり方は、8月に紹介したものと似ています（126頁参照）。ただ9月は反応するポイントが少し下がり、ひじの少し上になります。ここを右の手のひらでふんわりと押さえます。みぞおちの周りが温かくなり、さらに肩の上が涼しくなるとよいです。

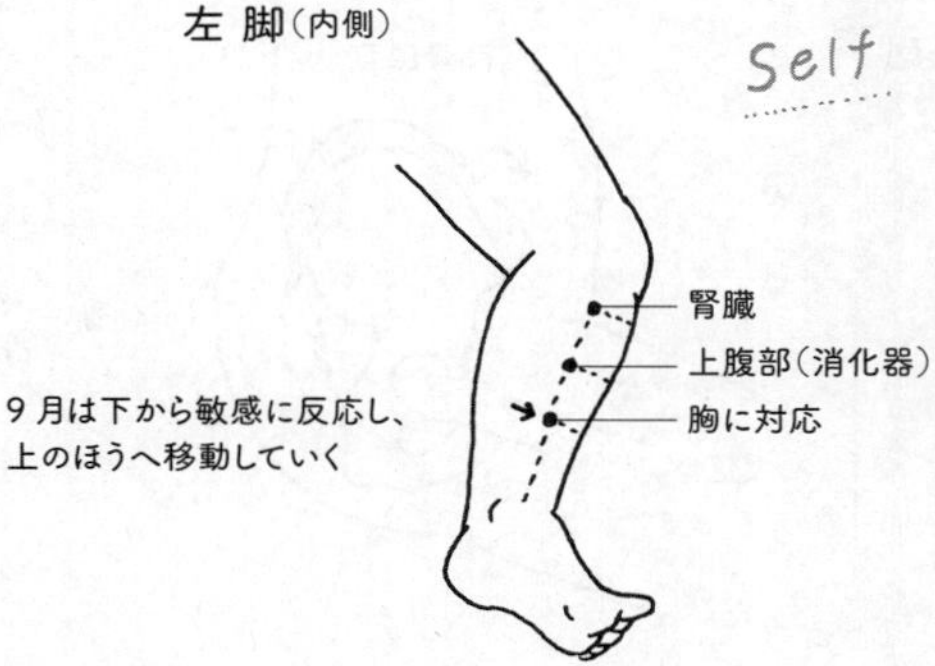
左脚（内側）
Self
腎臓
上腹部（消化器）
胸に対応
9月は下から敏感に反応し、
上のほうへ移動していく

b. 左脚すねの反応点

すねの骨の内側を押し、痛いところに当たったら、少し力を抜いて5〜10呼吸くらいキープします。細かいやり方は7月と同じです（114頁参照）。7月は上の方がまず敏感に反応し、下の方へ移動していきましたが、9月は下（胸が温かくなる）から敏感に反応し、上のほうへ移動していきます。いちばん痛いところを中心に何か所かやってみてもかまいません。

腰椎2番の微妙運動

楽に　立ち上がるとき腰が伸びない腰痛、歩行、消化器の働き

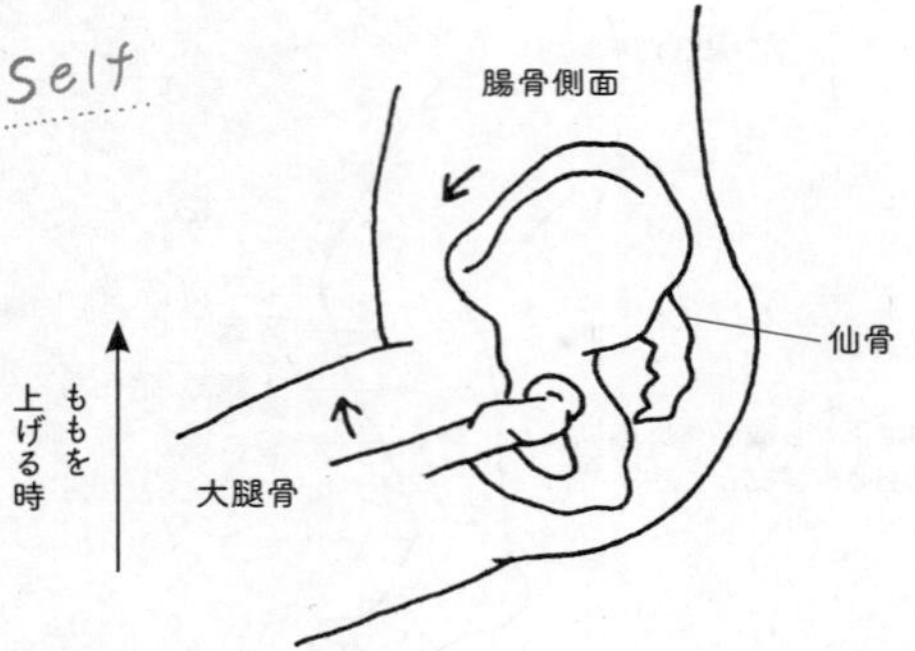

9月は7月と同じく腰椎2番が敏感に反応します。7月と同じように**腰椎2番の微妙運動**を行いましょう（111頁参照）。

腰椎2番は骨盤の腸骨の動きと連動します。腰椎2番が硬くなると腸骨が前後に傾く運動も制限されます（腸骨はももを上げるとき前に傾き、足で地面を後ろに蹴り出すときは後方に傾くように動きます）。

実際に腰椎2番が硬くなると、腸骨の動きは後ろに傾きながら硬くなり足取りが重く感じます。つまり歩いたり走ったりするときに、前方への体重移動だけでなく、左右の足の間の体重移動を同時に行っているわけです。

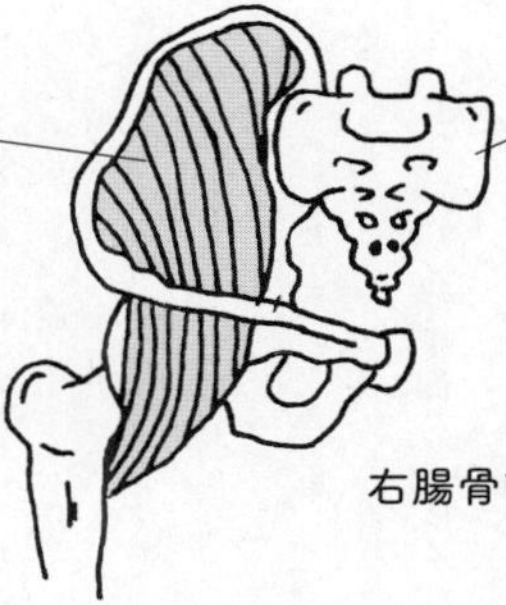

そして、腰椎2番が硬くなると腸骨の内側と大腿骨の間に付いている腸骨筋の力が抜けた状態になります。

7月の腰椎2番の微妙運動は腸骨の動きを柔らかくすることが目標でしたが、9月は腸骨と腸骨筋の動きを力強くすることが目標ということになります。

腰椎2番の微妙運動の後、7月と同様**「バナナのポーズ」**（112頁参照）のリラックスをしておくと、腰椎2番に弾力がでて消化器の働きを良くします。

10月

「食欲の秋」の犯人は冷え

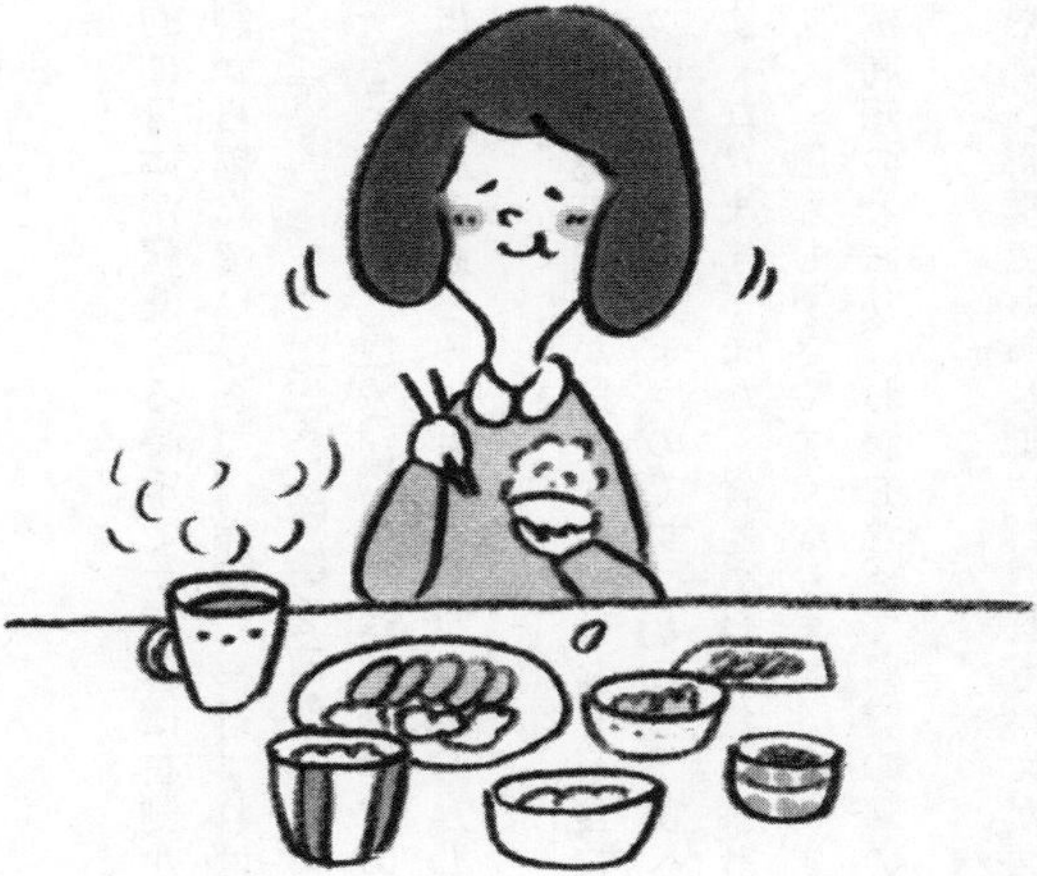

寒さに向けて身体は縮んでいく

10月は寒さに向けた仕様へと本格的に身体が転換する時季です。春に右側からゆるんだ身体は、寒くなっていく時季は**左側から縮んで**いきます。徐々に移行すればよいのですが、実際は冷えて急に硬くなりがちです。とくに**冷え**は**腎臓**を直撃し、腎臓の周り（腰の上部の背骨の左右）が硬くなり熱がこもると、腎臓の働きと強い関係のある**腰椎3番**も硬くなります。おへその周りがぽっこりと膨らみ、押すと苦しい感じがします。**胃腸**の動き（おへその周り）も鈍くなります。

この時季、食べすぎがちになるのは、胃腸の調子が良いからではなく、食物を入れると胃腸が動いて気持ちが良いので、ついそうしてしまうのです。ところが食べすぎると余計にお腹が膨《は》って、さらに冷えやすくなります。また、骨盤のねじれも余計に大きくなり、便秘や生理痛を引き起こしやすく、風邪も引きやすくなります。食べすぎを意志の力で止めようと思っても難しいのは周知のとおり。お腹を温めて腎臓の気の流れを良くすれば、食べすぎがおさまります。

この時季は、3月に次いで**のぼせ**やすい時季でもあります。これも冷えが原因です。しか腎臓に熱がこもり、お腹が冷えると、お腹に回るべき気の流れが頭に向かいます。しか

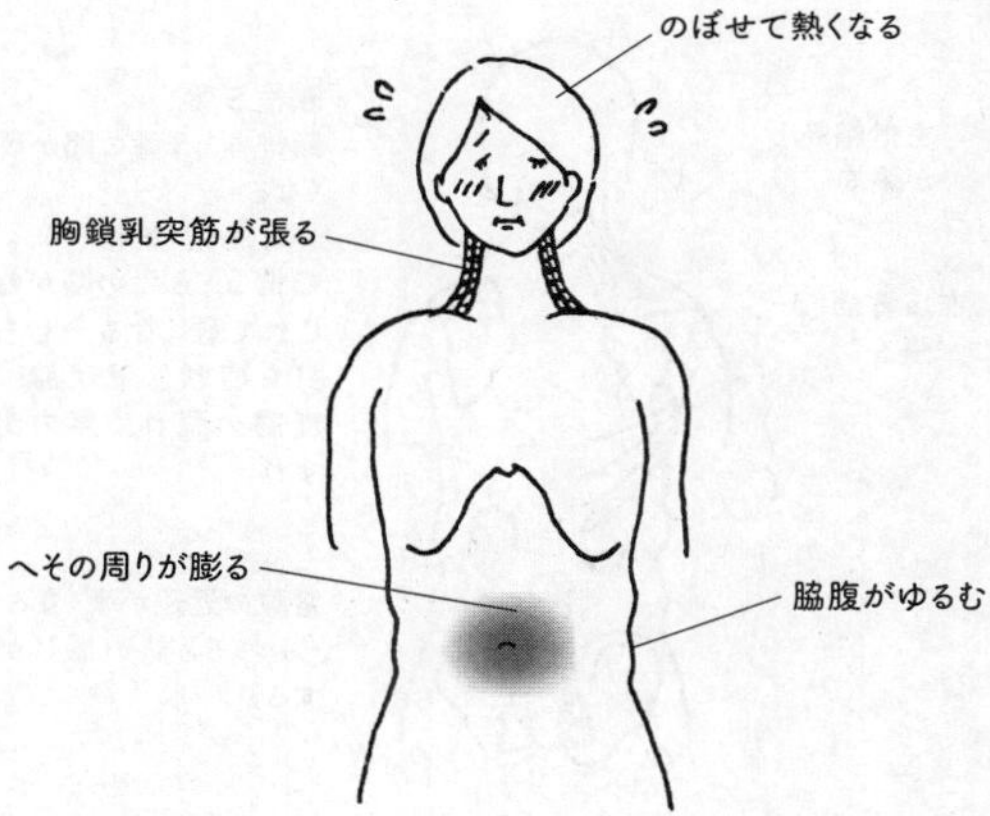
のぼせて熱くなる
胸鎖乳突筋が張る
へその周りが膨る
脇腹がゆるむ

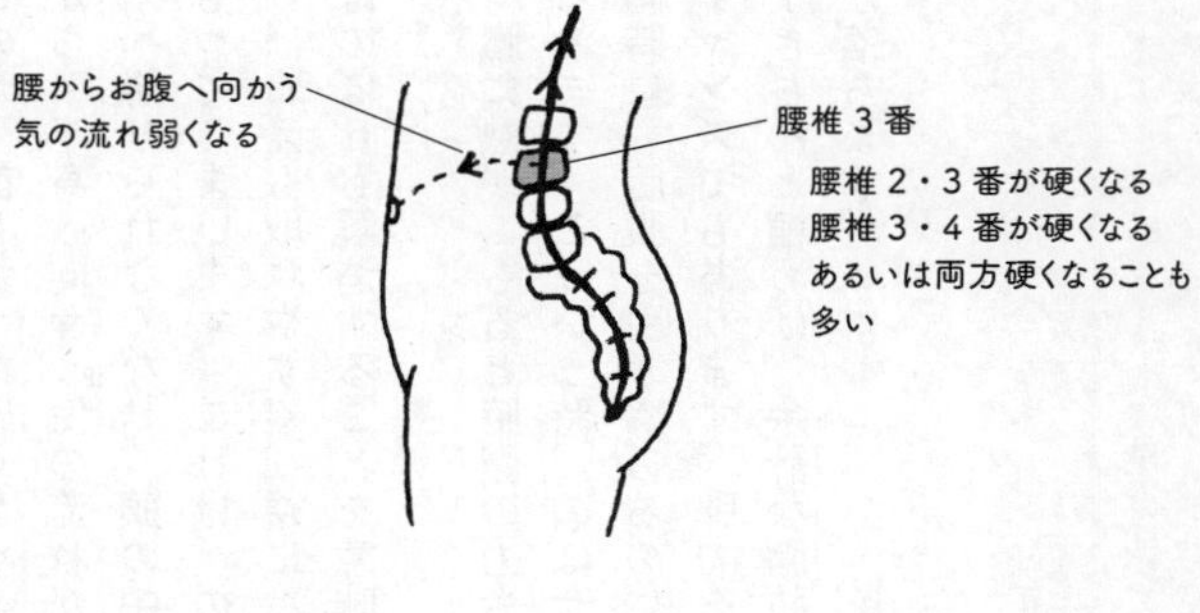
腰からお腹へ向かう
気の流れ弱くなる
腰椎３番
腰椎２・３番が硬くなる
腰椎３・４番が硬くなる
あるいは両方硬くなることも
多い

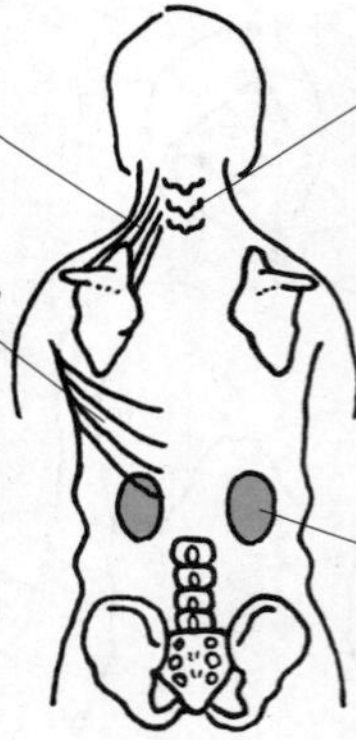
左僧帽筋
が張る
左広背筋
が張る
左側から
縮んでいく
頸椎５番
頸椎４・５番の間が硬
くなる
→耳鳴り、難聴
頸椎５・６番の間がね
じれて硬くなる→むち
打ち症状、甲状腺、
皮膚の荒れ、声のか
すれ
腎臓の近辺が硬くなる
（ふれると熱い感じが
する）

もこの時、**首**も張って硬くなっていると、頭から下半身へ向かう気の流れがつまって下へ降りられなくなり、頭の中に熱がこもってしまいます。これは、のぼせをとれば冷えも取れやすく、逆に冷えをとればのぼせも解消することを意味しています。

腎臓に熱がこもると脇腹の力も抜けてたるみます。こういう時、のぼせをとると同時に、脇腹を引き締めるのにも絶好のチャンスでもあります。弾力をもったままきちんと縮めば、余計な脂肪やぜい肉が落ちます。

10月のメニュー

10月は**腰椎3番に弾力**があることがポイントになります。腰椎3番が柔らかい状態ならば、同じ姿勢を続けても疲れにくくなります。6月と同じ**へそに気を通す**方法（152頁、Pair）や**腰椎3番の微妙運動**（152頁、Self）でゆるめてあげましょう。朝起きたときに疲れを感じる人、腰が重い人はこの時季に調整しましょう。

腰椎2番と3番の間、腰椎3番と4番の間を少しねじってやると緊張がゆるんで気の通りが良くなります。そこで**腰椎3番をねじり**さらに**腰椎3番からお腹に気を通す**（153頁、Pair）ことで腰椎3番の弾力を回復して、胃腸の動きを良くしましょう。

この時季、冷えに対してとくに敏感になるのが**ひじ**と**ひざ**です。**ひじとひざ下を温め**（154頁、Self）、気を通すことで、冷えとのぼせをとりましょう。

頸椎5番は首のリラックスの要になります。両腕を広げた姿勢で首をねじってゆるめる整体で**頸椎5番をゆるめて首の緊張をとる**（158頁、Self）ことができます。すぐに首をコキコキしたくなるような人はこの時季が調整のチャンスです。

楽に

腰椎3番に弾力をつけて疲れやすさを解消

同じ姿勢を続けると痛くなる腰痛、胃腸の働き、腎臓の働き、イライラする時に

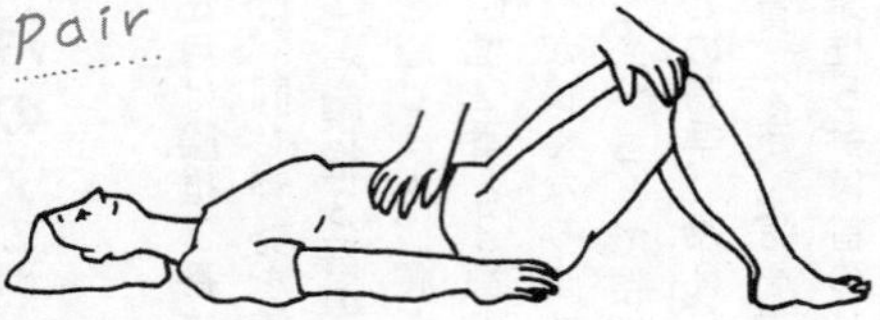

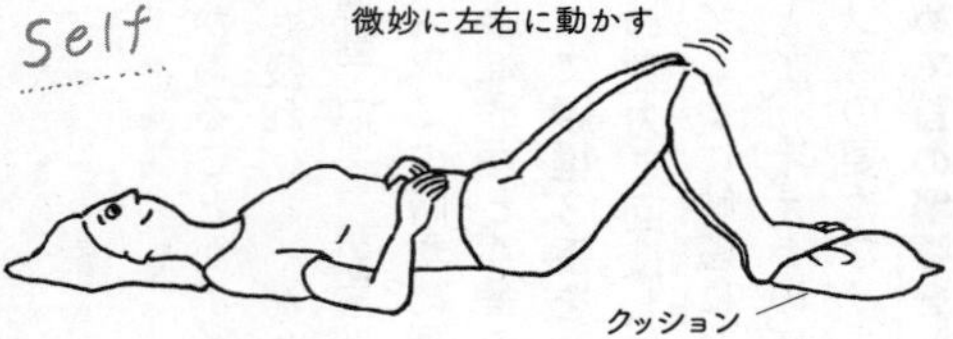

【ふたりで】

やり方は6月で紹介した「**へそに気を通す**」と同じです（93頁参照）。腎臓とお腹が温かくなり、脇腹が涼しくなればOKです。

【ひとりで】

こちらも6月の「**腰椎3番の微妙運動**」と同じです（97頁参照）。ひざの周りが涼しく、腎臓あたりが温かく、しだいに脇腹が涼しくなればOKです。

腰椎3番からお腹に気を通す

楽に　同じ姿勢を続けると痛くなる腰痛、胃腸の働き、腎臓の働き、イライラする時に

Pair

股関節やひざが硬い人は少しねじればよく、柔らかい人は腰が少しねじれる手応えがある所までねじります

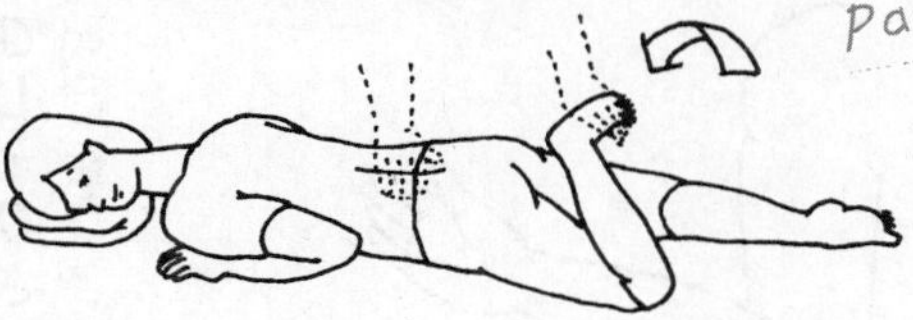

右脚を使ってねじれば腰椎２番と３番の間、左脚を使えば腰椎３番と４番の間をねじることができる→腰からお腹へ気が通りやすくなる。ねじられて痛がる場合この整体はやめておきましょう

腰椎3番に弾力があると、腰をねじる動きがやわらかく、長時間同じ姿勢でいても疲れにくくなります。脇腹の筋肉も引き締まります。

腰椎2番と3番の間が硬くなりやすい人、腰椎3番と4番の間が硬くなりやすい人があり、両方とも硬くなる人もいます。両方ともやっておきましょう。

うつ伏せに寝てひざを曲げ、施術者は内側方向（左脚なら右方向）にねじりながら、もう一方の手で腰（おへその裏側あたり）にふれます。

腰椎3番をお腹の方に押してみて、柔らかい感じがし、押されている側も痛いとか苦しい感じがなく、お腹（おへその周り）が温かくなればOK。

ひじ・ひざ下を温めて冷えとのぼせをとる

楽に　頭痛、アレルギー、眼の疲れ

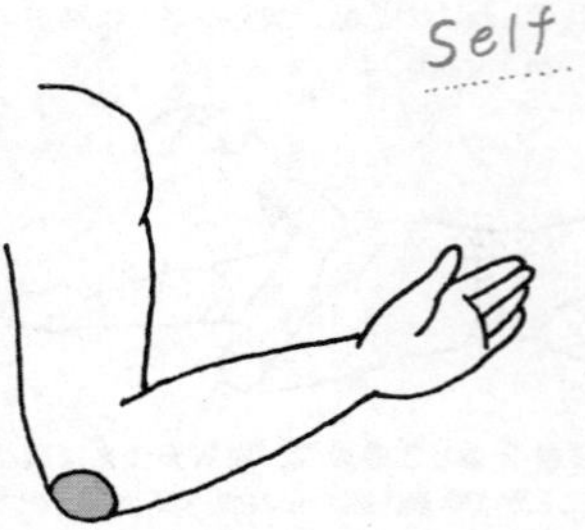

この時季に冷えやすいのが、ひじの内側とひざ（ふくらはぎの上部）。ここを温めるとお腹が温かくなり、頭の前の部分が涼しくなります。

a．ひじ

座ったまま、いつでもできる方法です。

ひじの内側をもう片方の手のひらであたためるようにさわります。首とみぞおちが温かくなり、前頭が涼しくなればＯＫ（10呼吸ほど）。これは目の疲れをとるのにも有効です。

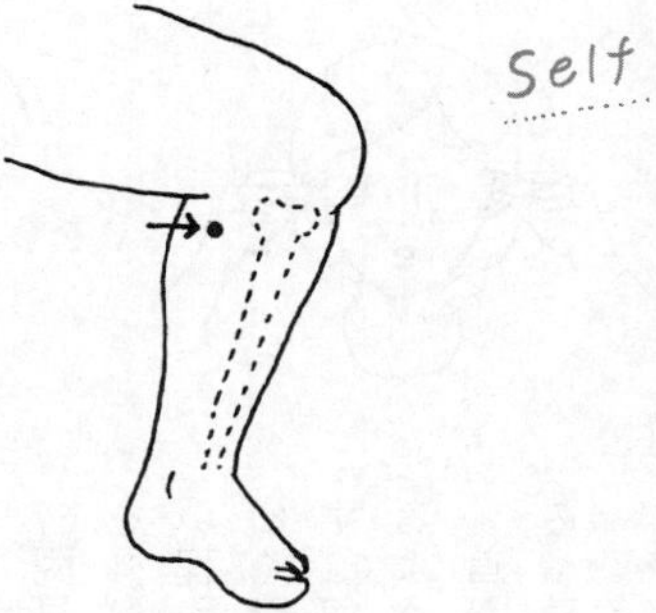

■素朴な疑問Q&A

Q　やり終えたあとは冷えないようにするべきでしょうか。

A　ひじやひざは、他の部分より温かく守るようにするといいです。冷えやすいので。

b. ふくらはぎの上（＝冷えをとる）

ふくらはぎの上の方（ひざのすぐ下）の内側寄りを角度を変えながら押してみます。硬くて痛いところに当たったら、半分くらい力を抜きます（角度はそのまま）。10呼吸ほどそのままキープしてください。

まず腰の上の方（腎臓あたり）。次に、お腹（おへその周り）が温かく足の裏が涼しくなればOK。うんと良く反応すると、腎臓あたりも表面が涼しくなります。

■素朴な疑問Q&A

Q　左右両方やってもよいでしょうか。

A　やっても大丈夫ですが、左をやれば右にも効きます。

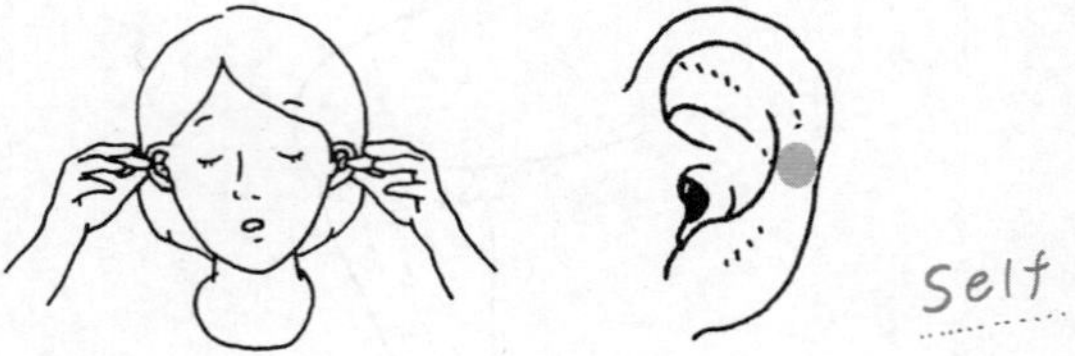

Q　痛いところがたくさんありますが……。
A　いちばん痛いかなと思えるところ、1か所でいいです。

こんな方法もあります。

c．耳を引っぱる（＝のぼせをとる）

両耳（上下でいうと耳のまん中、軟骨がいちばん硬く感じるところ）を外側に引っぱってゆっくりゆるめる。引っぱる強さは、痛い程引っぱる必要はありません。呼吸を止めないでゆるめてゆく間に数呼吸。それから5～6呼吸そっとつまんでおきます。何回かくり返してもいいです。耳の軟骨が柔らかく感じるようになります。

首が温かく、頭が涼しい感じがしたらOK。これもこめかみや首の緊張をゆるめるので冷えやのぼせに効果があります。

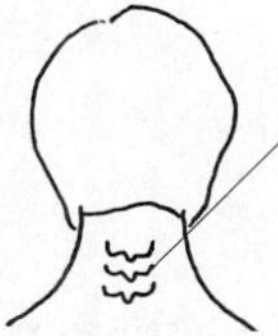
頸椎５番
いちばん柔らかく動く頸椎
（手にふれる感じがしないくらい
柔らかいのが良い状態）

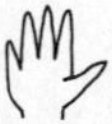

首の緊張をとる（頸椎5番）

楽に　ムチ打ち、突発性難聴

9月には頸椎4番をケアしましたが（140頁参照）、10月のポイントは**頸椎の5番**。頸椎5番が揺れるように微妙に動くことで首の筋肉の余分な緊張がなくなります。逆にここが硬いと首がすぐ疲れたり痛んだりします。頸椎4番と5番の間が硬くなると突発性難聴や耳鳴り、頸椎5番と6番の間が硬くなると、首全体が張りやすく頭が重くなったりします。皮膚の荒れ、声のかすれ「ムチ打ち症」のポイントでもあります。

Self

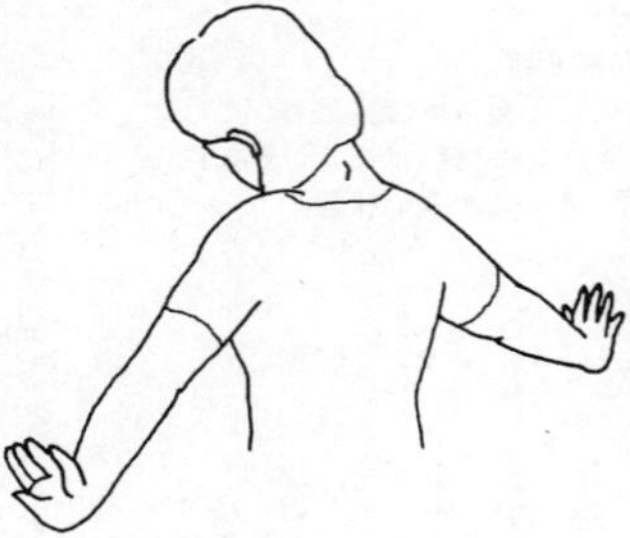

うつむきながら傾ける
（意識的にうつむきにしないと
上向き気味になりやすい）

9月の頸椎4番と似たやり方で頸椎5番をゆるめて柔らかく動く状態にしましょう。

①手首を反らして両腕を広げます。

②首をうつむき気味に横に大きく傾け、そのままの状態で2〜3回呼吸します。このとき頸椎の5番が硬ければ、傾けた側と反対の腕がつっぱって痛いはずです。

③呼吸を止めずゆっくり数呼吸しながら元に戻し、力を抜きます（頸椎4番と5番の間がゆるみます）。

※また、うつむきながら首を横に傾け、同じ方向（右に傾けたら右を見る方向）に**首をぐっとねじってからゆっくりゆるめれば頸椎5番と6番の間**をゆるめることができます（うつむかず普通に首を真横に傾ければ、頸椎3番と4番の間がゆるみます）。

11月

「身をすくめる」晩秋の身体

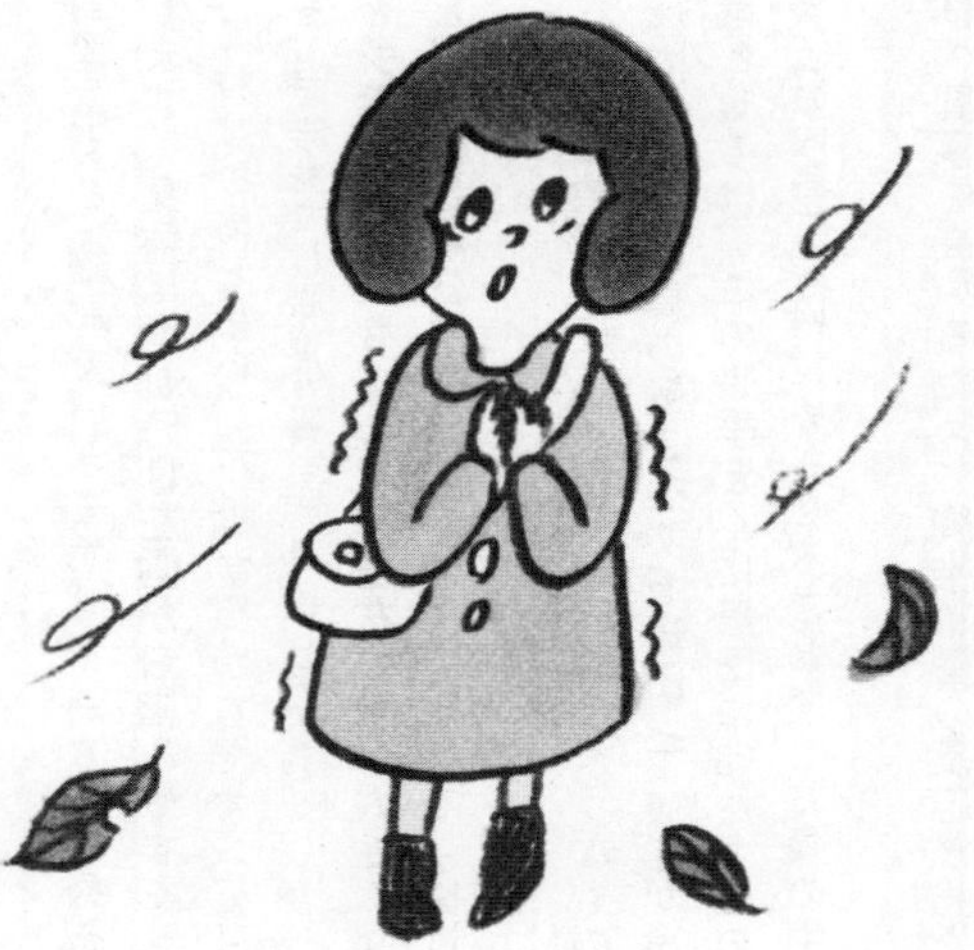

冷えでバランスがこわれたとき

11月も身体は寒さに向けて、骨盤を中心に縮んでいきます。ギュッと「身をすくめる」体勢によって放熱を防ごうとします。身体は縮む時は**左側から縮みやすく**、急に寒くなった時に**左右差**が大きくなってねじれてしまい、不調が出がちです（「身をすくめる」動作は、上半身と首では**胸椎2番**を、下半身では**腰椎4番**をテコにします）。

この時季、**骨盤がねじれて**腰痛を引き起こす人もいます。左右の差が大きくなると風邪を引きやすくなりますが、風邪をひき終わると左右のバランスがとれて、ねじれがなおります。

寒い時、手足が冷たくなるのは、寒さに敏感に反応するセンサーのようなもので、問題なのは**お腹が冷える**ことです。体内で暖房器具の働きをする**丹田**《たんでん》（下腹）が冷えると全身の力が抜けてしまいます。対策としては、この時季とくに丹田に向かう気の流れの増幅スイッチとして働く**血海**《けっかい》（ひざ上の内側）を目覚めさせることで、お腹の中から身体を温める力が強くなります。

その他、11月は代謝を高め、身体の興奮を高めるために**胸椎11番**の反応が強くなります。この時季に胸椎11番に弾力をつければ、寒さにもストレスにも力強く反応する身体

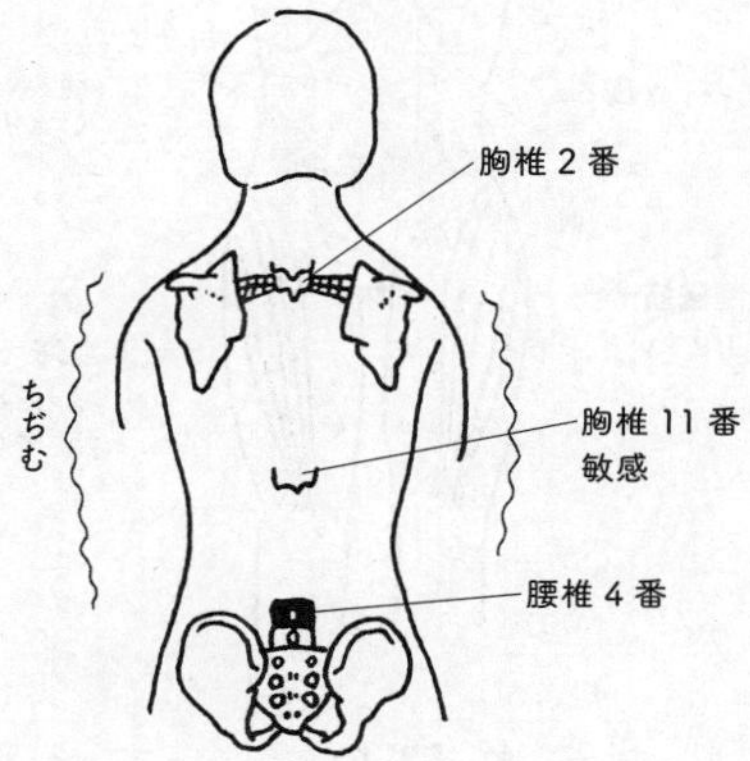
胸椎２番
ちぢむ
胸椎11番
敏感
腰椎４番

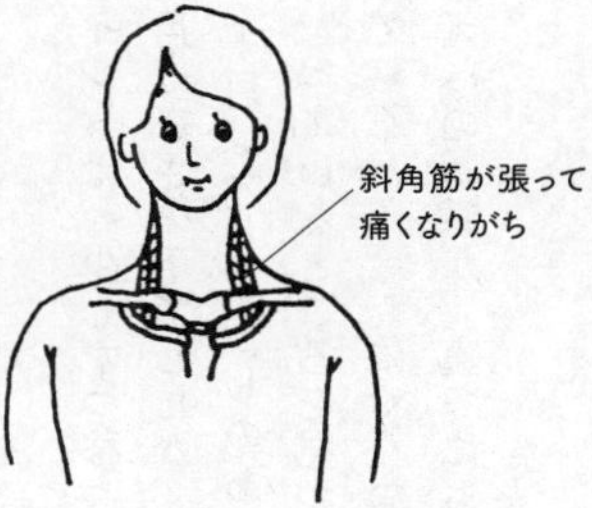
斜角筋が張って
痛くなりがち

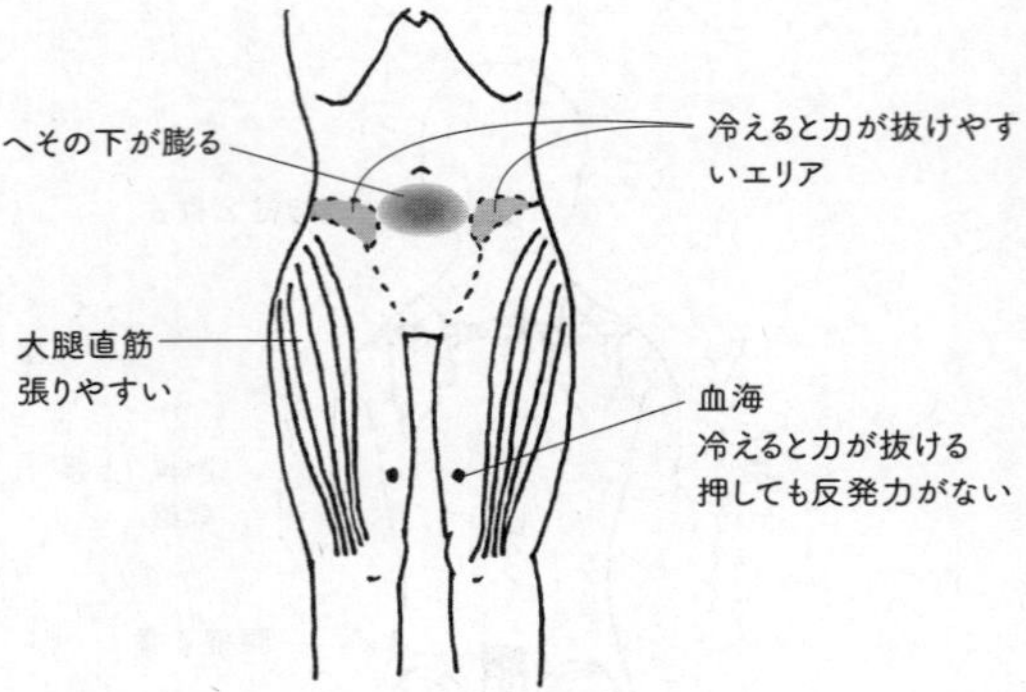
へその下が膨る
冷えると力が抜けやすいエリア
大腿直筋
張りやすい
血海
冷えると力が抜ける
押しても反発力がない

になります。

また、冷えると**もも**の筋肉が硬くなります。とくに急に冷えてしまうともも（大腿直筋《だいたいちょっきん》）が張り、内股やももの付け根が痛くなって、ひどいと一時的に歩けなくなるようなこともあります。

冷えるポイントは、少しずつ移って行きます。たとえば10月はひざの下でしたが、11月は**ひざの上**、12・1月は内くるぶしのあたり。その時々に硬くなっているところを見つけて気の流れをよくしておくと、冷えにくくなります。この時季の冷えへの準備が、真冬にも強い身体をつくります。

11月のメニュー

寒さに備えて、身体を縮める力を強化する必要があります。寒さに対処する胸椎2番と腰椎4番は、本来連動して働きますが、硬くなってしまうとうまく働かなくなります。弾力をつけて身体を縮める働きを良くしておきたい時季です。

左の手三里《てさんり》（164頁、Self）にふれて、左肩胛骨の周りの余分な緊張をゆるめましょう。ねじれがちな左右のバランスをとると同時に、寒さに備えて身体を縮める力をつけることができます。骨盤の開閉のテコになる**腰椎4番に弾力をつけ**（165頁、Pair）、骨盤の縮む力を発揮しやすい状態にしましょう。

足の指にも腰椎4番に弾力をつけるポイント（166頁、Pair）があります。冷えると腰椎4番が弾力を失って硬くなり、骨盤の「収縮力」が弱くなります。足の人差し指・中指の間の対応ポイントから腰椎4番にアプローチしてみましょう。

血海に気を通して（167頁、Pair）、丹田（下腹）に集中する気の流れの「ポンプスイッチ」にあたる血海を目覚めさせましょう。これでお腹の中から温まる力、集中力が高まります。**胸椎11番のための微妙運動**（169頁、Self）で、胸椎11番に弾力をつけましょう。また、**伸び**（170頁、Self）も胸椎11番をほぐす本能的な動きです。

寒さに備える身体に（左の手《て》三里《さんり》）

楽に　肩こり、頭痛

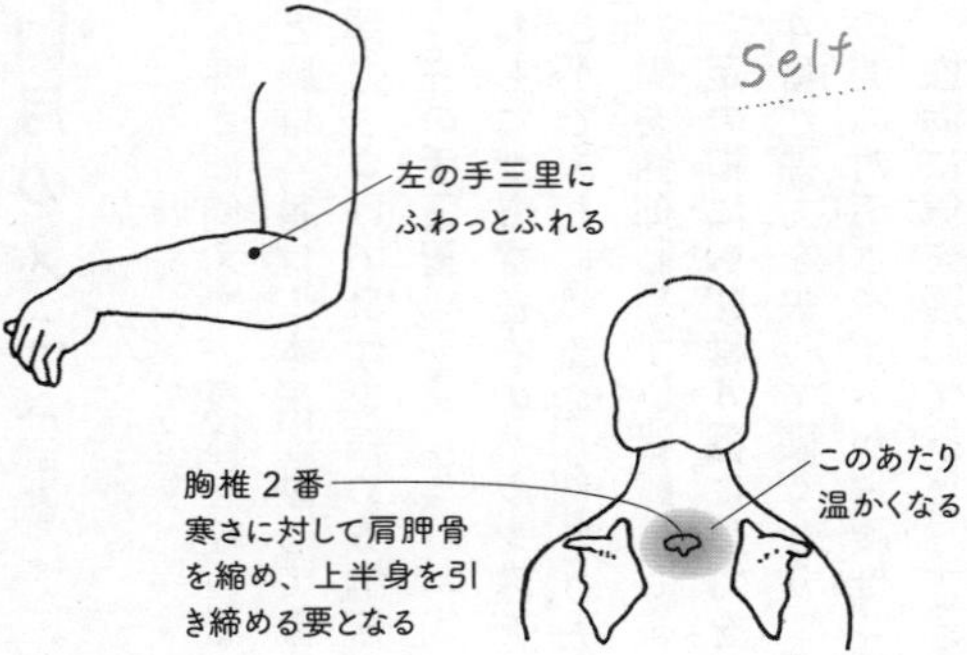
Self
左の手三里に
ふわっとふれる
胸椎２番
寒さに対して肩胛骨
を縮め、上半身を引
き締める要となる
このあたり
温かくなる

左の手三里（ひじから指3本分、手首方向にすすんだあたり）にそっとふれます。自分でふれる時は、右手のひらでふんわりとふれます。そのまま10呼吸を目安にキープ（10呼吸で手のひらをゆるめなおして、数セット）。うまくいくと以下の反応が起きます。背中の上の方（胸椎2番の周り）が温かくなる↓お腹が温かくなる↓肩の上と頭が涼しくなる。

また首の付け根（鎖骨のくぼみの首寄り）が柔らかくなります。これにより斜角筋と胸が柔らかく動きやすくなり、呼吸が深くなります。

30頁の説明とそのQ&A（31頁）も参考にしてください。

pair

腰椎4番に弾力をつける

楽に

冷え、腰痛、足の疲れ

腰椎4番の動きが硬くなると、骨盤上部がうまく開閉しなくなり、丹田の力も抜けてしまいます。弾力をつければ、骨盤からうまれる集中力が高まり、眠りも深くなります。外ももの張りもゆるみます。

①うつ伏せに寝ます。

②施術者は両手の親指で、寝ている人の足の人差し指、中指をぐっと足裏に向けて曲げながら、ひざから下をお尻の横（外側）に向けてぐっと押し込みます。

③ももの前側がつっぱる所まで押し込んで（ひざが痛いような場合は無理をしない）、できるだけゆっくり元に戻して行きます（足の指を曲げた施術者の親指も自然に力を抜いていく）。この間は自然な呼吸を数呼吸する程度。

初心者でも効果大!

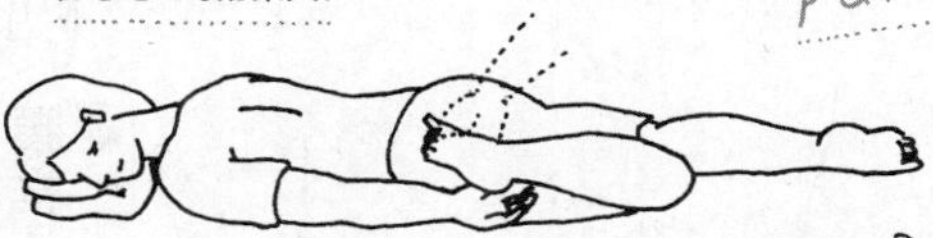

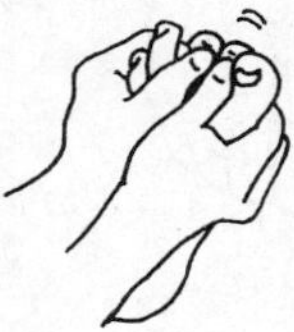

※人によって柔らかさがずいぶん違う。足の指と、ももの前側がつっぱる感じがする所まで。筋力のないお年寄りなどは痛く感じない程度に。筋力のある人は痛い所まで。１回でOK。もう片方の脚も同様に。

腰椎4番に弾力をつける（足指のポイント）

楽に　冷え、腰痛

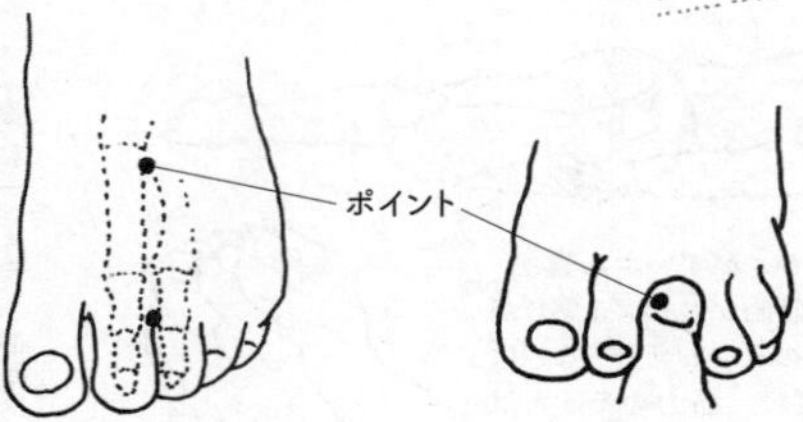

この時季は、足の指では人差し指と中指の間の人差し指側を押さえることでも腰椎4番に弾力を得ることができます（詳細なやり方やQ＆Aは2月の38頁、39頁を参考にしてください）。

人差し指と中指の間を足首方向に遡って行くと、骨と骨の間が狭くなっているところがあります（腰椎4番が硬くなっているほど狭く硬くなり、ポイントをみつけにくい。力を入れないのがコツ）。

ここを爪の先で人差し指側を軽く押さえます（敏感になっている場合はすごく痛い）。30秒ほど押さえていると、腰が温かくなります。

骨の間がわかりにくい場合は、指の股をぐっと広げるように押さえてもよい（ここも敏感になっていると痛い）。

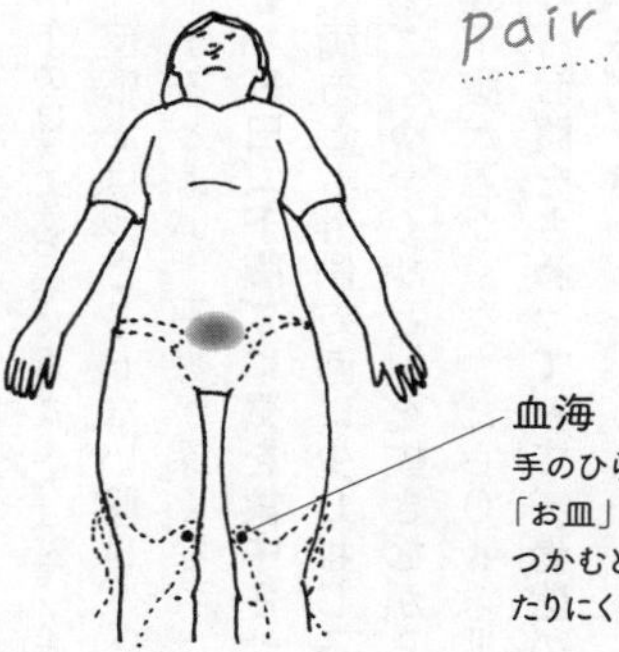
Pair
血海
手のひらの下側がひざの「お皿」にふれるようにつかむと親指が血海のあたりにくる

お腹の中心から全身を温める（血海《けっかい》）

楽に　冷え、便秘、生理痛

血海は、足から丹田へ向かう気の流れのポンプスイッチです。場所は相手のひざのお皿の上に手を当てた時に親指が当たるあたり。さわってみて力が抜けている（弾力がない）と、お腹に気が通らず冷えやすくなります。

以下にペアで行う整体を紹介します（ひとりでやる場合は5月の83頁を参考にしてください）。

まずは、図のように親指の腹あたりで血海に軽くふれながら、ひざの上のあたりを両手で軽くつかみます。

次に、以下の3つの方法を試してみてください。

a．大腿直筋の硬さをほぐし、腰椎4番に弾力をつける

①両方とも内側方向に少し（1〜2センチほど）ねじる。

②ゆっくり（5〜6呼吸以上かける気持ちで）力を抜きながら戻していく。

③ふれているところが温かくなったら、そこで動きを止めて10呼吸くらいおく（骨盤の下のほうから順に温かくなってくる）。

反応がはっきりしない時は、①②を数回くり返し、戻したところで10呼吸ほどキープするとよい。呼吸が深くなればOK。

b．丹田（下腹）に気を集中させる（＝骨盤が引き締まる）

①両方とも外側方向に少しねじる。

②ごくゆっくりと力を抜きながら元に戻していく。

③下腹が温かくなったらOK（＝脚の内側を下腹に向かって行く気の流れが強くなっている）。

c．お腹をさわってみて、骨盤の内側右の下腹だけ力が抜けている（＝骨盤がねじれている）とき

①両方とも右方向（施術者から見ると左）に少しねじる。

②ゆーっくりと力を抜きながら元に戻していく。

③腰（腎臓のあたり）、おへその周りが温かく、腕や脚が涼しくなったら、そこでしばらく手を留めます（5〜10呼吸）。

胸椎11番のための微妙運動

楽に　ストレス、内分泌系（様々なホルモンの調整）

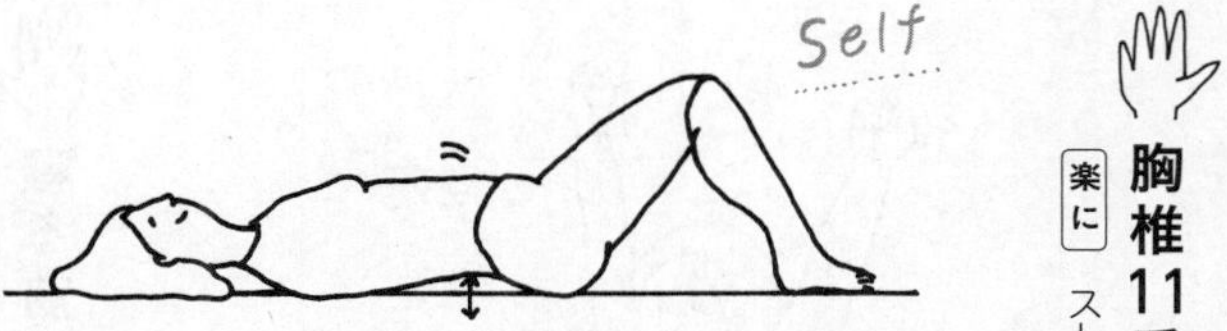

※これ以外の微妙運動（腰椎2〜5番の微妙運動）でも、同じ動きで呼吸を逆転させ、吐く息を先にすると胸椎11番が反応します。やりやすいパターンでやってみてください

胸椎11番は、5月にも反応が敏感になりますが、11月の場合は身体の興奮度を高める（テンションを上げる）ために、より強度が必要になります。

①仰向けに寝てひざを立てます。

②息を吐きながら腰を少し反らし（1センチ以内の感じで）、吸いながら脱力して元に戻す（呼吸の長さは普通でよい）。

3月の「腰椎1番の微妙運動」（53頁）と動きは同じですが、呼吸が逆になります。腰椎1番の微妙運動は吸うときに腰を反らしますが、この胸椎11番の場合は息を吐くときに腰を反らせます。

いずれの場合も動きは小さいほど良いです。

③くり返しているうちに、背中のまん中が温かくなればＯＫ（目安は20〜30呼吸）。

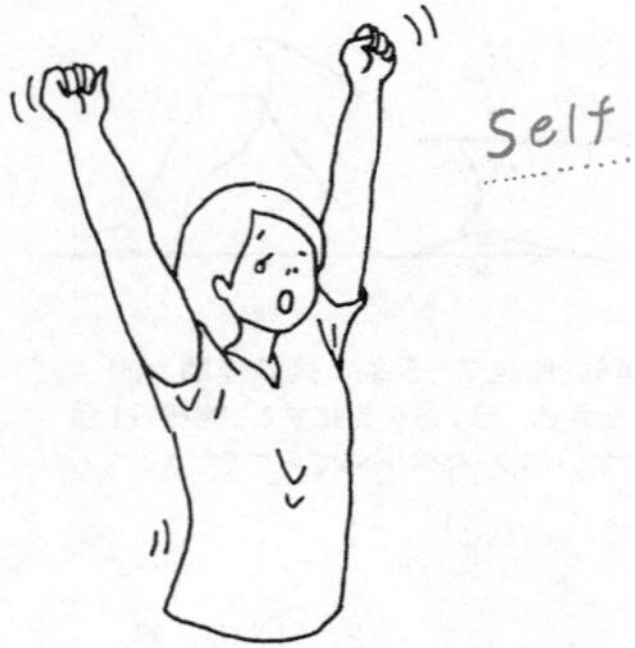

寝る前と起きた時の伸び

「伸び」も胸椎11番の硬直をほぐし、強度を高めるのに有効です。

寝る前や起きた時に自然と出てくる「伸び」は、胸椎11番をほぐして入眠時にはリラックスを、覚醒時には気合いを入れようとする身体の自然な動きなのです。

意図的にやっても有効なので、この時季はしばしば伸びをしてみるとよいでしょう。

※また、腕のポイントでは曲池が有効です（5月の78頁参照）。

12月

冬の到来。保温する身体

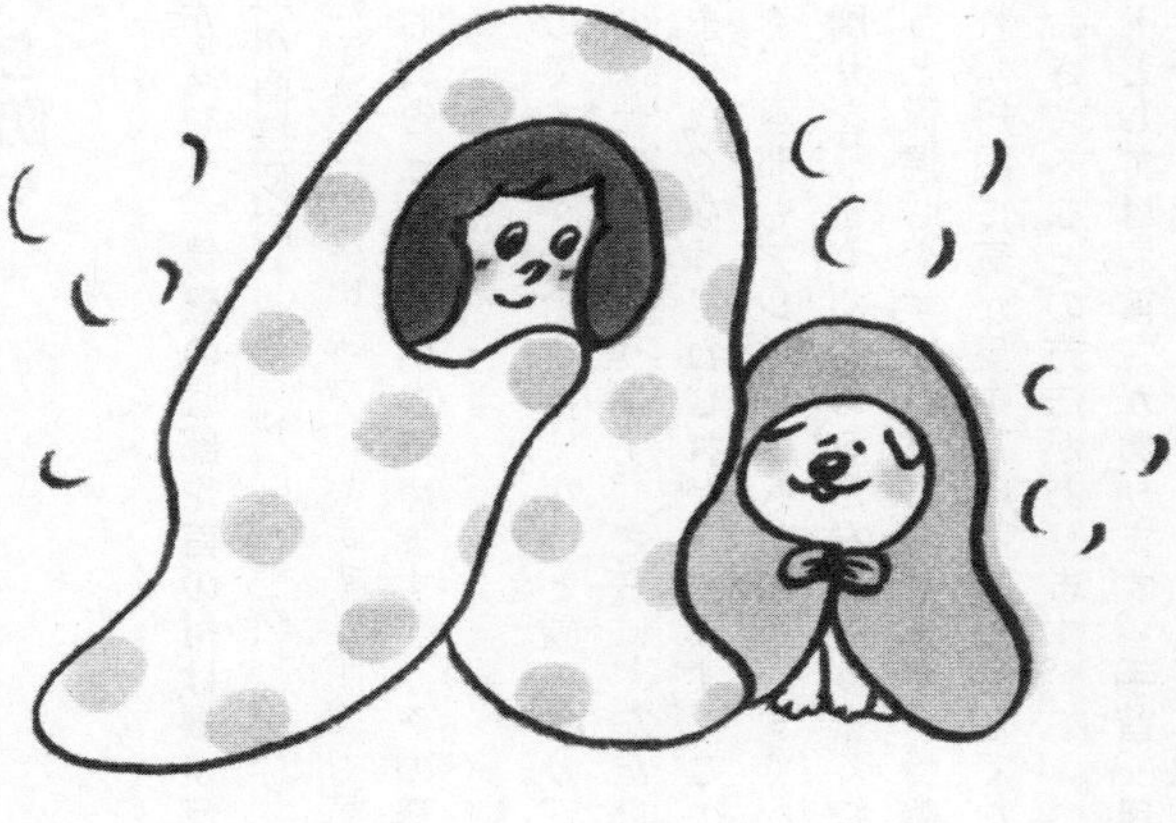

「首」を温めて、冷えの侵入を防ぐ

11月下旬あたりから冷えのパターンが変わり、**骨盤の底部**や**首の付け根**が反応しやすくなります。寒さが増してくると骨盤が直接反応してぎゅっと縮み、首（とくに首の付け根の**胸椎1番**）もきゅっと締まって熱を逃がさないようにします。誰でも気合いを入れようとするとアゴをぎゅっと引き、お尻をぎゅっと引き締めますが、その緊張パターンと同じです。

このとき弾力をもって締まればよいのですが、弾力を持てないと硬くなり、頭から下りてくる気が首の付け根でつっかえてのぼせやすくなります。さらに、左だけが先に縮んで硬くなりすぎると、右がうまく縮まらなくなって**ねじれ**が生じます。この左右の落差が大きくなるとのぼせはいっそう強く、風邪もアレルギーもおこしやすくなります。

首周りでは、**首の左側**から**肩胛骨の周り**をうまくゆるめると右側もうまく縮みやすくなり、左右両方が弾力のある状態に揃うと保温しやすい身体になります。骨盤では**骨盤底部**の縮みすぎをゆるめると冷えがとれ、丹田に気が集中し、下腹が温かくなります。やり方としては、左足の内くるぶしをおさえるなどの方法があります。

その他、気をつけたい冷えのポイントとしては「首」があります。**手首**、**足首**、**首**な

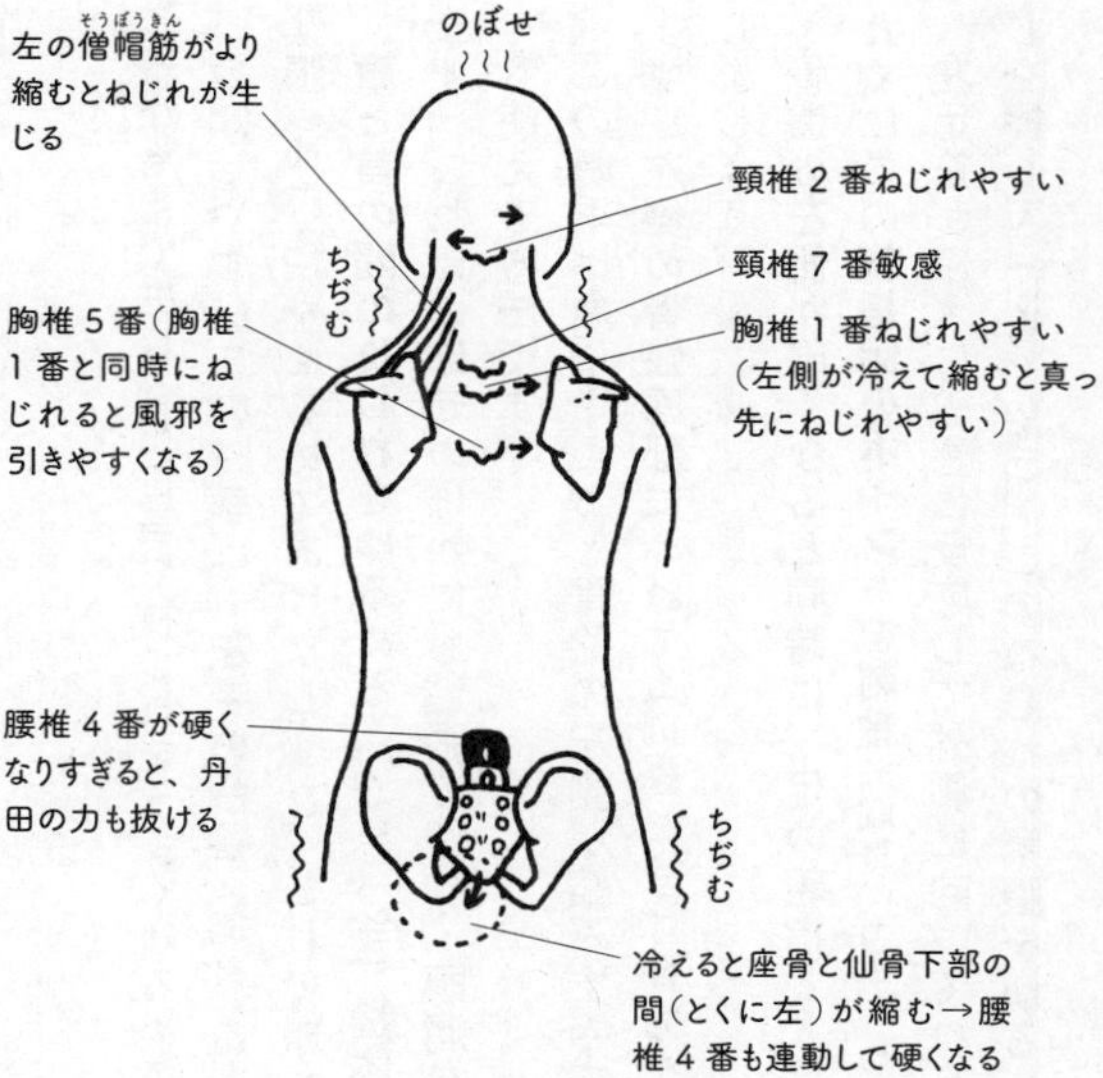

のぼせ
左の僧帽筋《そうぼうきん》がより縮むとねじれが生じる
頸椎２番ねじれやすい
頸椎７番敏感
ちぢむ
胸椎５番（胸椎１番と同時にねじれると風邪を引きやすくなる）
胸椎１番ねじれやすい（左側が冷えて縮むと真っ先にねじれやすい）
腰椎４番が硬くなりすぎると、丹田の力も抜ける
ちぢむ
冷えると座骨と仙骨下部の間（とくに左）が縮む→腰椎４番も連動して硬くなる

ど「首」のつくところが冷えると、身体が芯から冷えてしまいます。これらの箇所を直接冷やさないようにすることが、お腹を冷やさないコツ。眠る間はそれぞれの「首」のまわりを温かくしておくと、眠りが深くなります。

また、寒い所でじっと座っていたり、立ちっぱなしでいなければいけないような場合は、内くるぶし（193頁参照）のすぐ下にミニカイロを当てるのがおすすめです。

12月のメニュー

急な冷えで生じる左右差やねじれをうまくゆるめて、弾力のある状態をめざしましょう。

のぼせやすいこの時季は、**左手の合谷**《ごうこく》（175頁、Self）にふれて、左側の首の付け根の緊張（＝冷え）をゆるめてあげましょう。これで頭から下りる気の流れが良くなります。**頭と首の間のねじれをゆるめる**（176頁、Pair）整体法でも、のぼせをとることができます。これはのぼせのほかにも、眼の疲れ・頭痛など頭の気のつかえをとるのにいつでも使える方法です。

この時季は急に冷えると骨盤の左側が縮みすぎて硬くなり、お腹が冷えやすくなります。**左側の骨盤底部にふれて**（178頁、Pair）弾力をつけ、温まりやすい骨盤・下腹にしましょう。

骨盤の左側が硬くなると同時に、足の親指と人差し指の間が縮んで硬くなります。とくにこの**親指側のポイントを刺激**（180頁、Pair）して骨盤に弾力をとり戻します。

左足首が冷えに敏感に反応して外側に向ってねじれながら硬くなります。**内くるぶしを押して**（181頁、Self）、このねじれの緊張をゆるめて冷えをとります。

のぼせをとる（左手の合谷《ごうこく》）

楽に　のぼせ、頭痛、肩こり

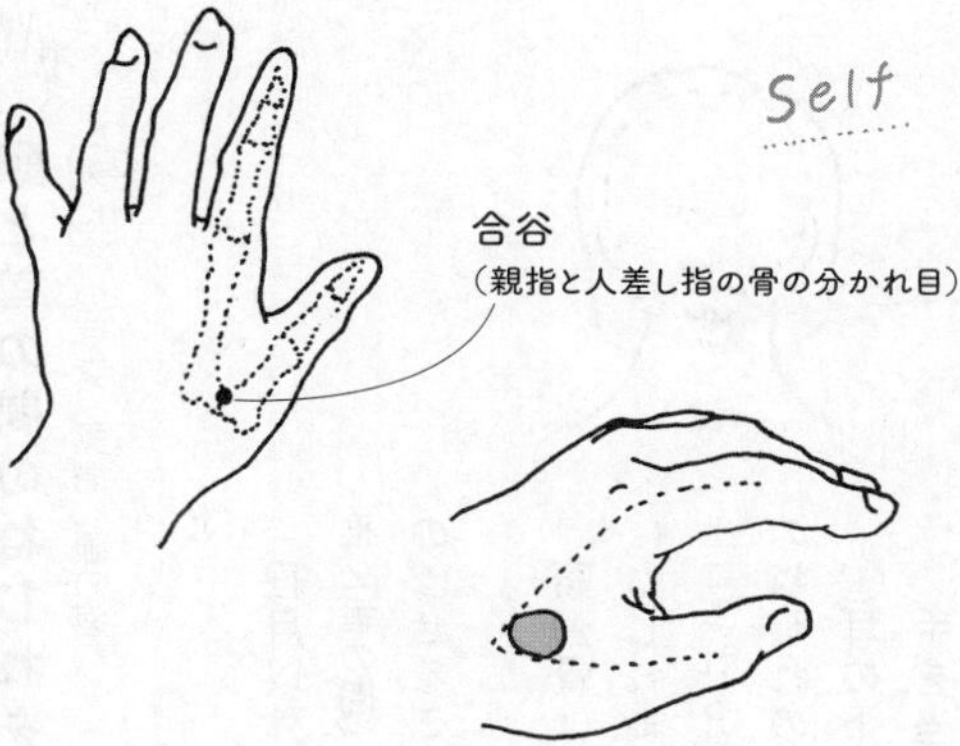

この時季、気候が急に冷えた時は頭がのぼせやすくなります。合谷（＝手の親指と人差し指の間）は、首の付け根（胸椎1番）と連動しているので、ここに気を通すとつまっていた首からの気の流れが下におりていきます（32頁も参照）。

①左手の合谷のあたりを右の手のひらで温めるようにふわっとさわります。

②首の付け根（胸椎1番のまわり）、みぞおちが温かくなる（＝頭からお腹に気の流れがおりてくる）とOK。目安は10呼吸ほど。肩や腕、前頭部が涼しくなればさらに良い（＝頭から直接発散）。

頭と首の間のねじれをゆるめて、のぼせをとる

楽に　のぼせ、頭痛、眼の疲れ

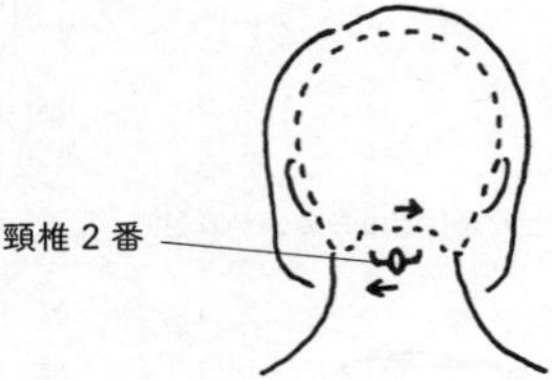

12月以外でも急に冷えた場合は、頭と首の間（頸椎1番と頸椎2番の間）がねじれて、頭から首へ下りる気の流れがつかえ、のぼせることがよくあります。

頭蓋骨は（背中側から見て）右方向へ、逆に頸椎2番は左方向にねじれます。また、頸椎2番の棘突起《きょくとつき》（＝首の後ろでいちばん上にふれる骨）の動きが硬くなります。頭蓋骨と頸椎2番の間のねじれの緊張をゆるめてあげましょう。

①耳の下のあたりに手のひらの中心がふわっとさわる感じで手を当て、首を少し後ろに反らし、顔をわずかに（いちばん楽なポジションになるように）左に向ける。

②耳の下のあたりが熱く、みぞおちが温かくなる。また、前頭部は涼しくなる（10呼吸ほどで手のひらの力を抜きなおして

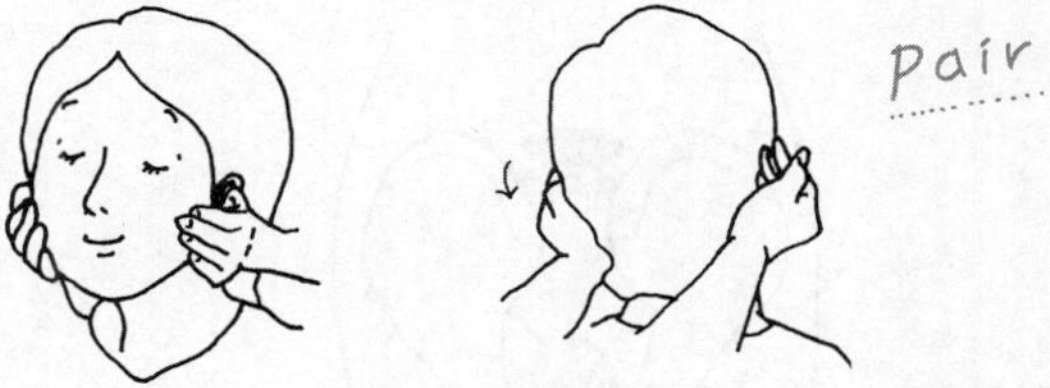

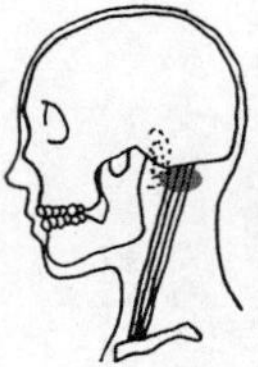

乳様突起《にゅうようとっき》（耳の裏の側頭骨のでっぱり部分）のすぐ下あたりにふれる。ここが冷えると硬くなる→前頭部は熱くなる

2〜3セット）。

■素朴な疑問 Q&A

Q　急に冷えた時に、寝違えたみたいに首が痛くなります。寝違え状態でやっても大丈夫？

A　寝違えたときは首を上に向けると痛いので不適当です。むしろうつむき気味で楽な体勢で首の付け根のあたりにふれて気を通すと楽になります。

Q　頭が涼しくなるどころか、熱くなりました。大丈夫？

A　一時的にかなり熱くなることがありますが、しばらく続けていると涼しくなります。ひたいに手をふれてみて、ふれられる側が手を温かく感じられるようになれば、頭はクールになっています。確かめてみましょう。

骨盤底部にふれて、弾力ある骨盤に

楽に　冷え、生理痛、腰痛、便秘、生理前の不調

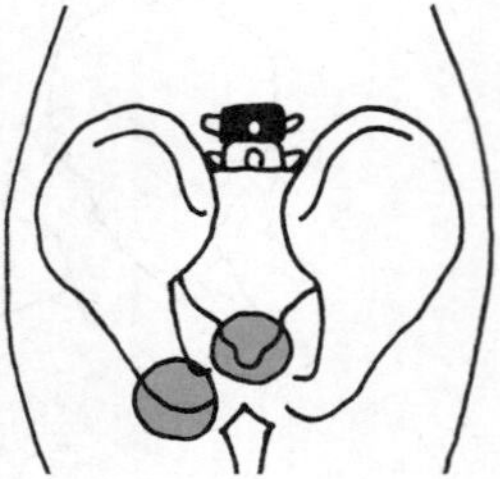

骨盤は呼吸のたびに伸縮をくり返します（吸って広がり、吐いて縮む）。また、冷えた時にはぎゅっと縮んで、放熱を防ぎます。つまり寒い時季に下腹の温かさを保つためには、骨盤が十分に縮む弾力を持っていることが必要です。とくに左側底部が縮みすぎて、硬くなりやすいので、左を重点的に。

①受ける方はうつ伏せになります。

②施術者は両方の手のひらで座骨（椅子に腰掛けるとあたる骨）と仙骨下部あたりにふれ、次ページの図のように より縮める方向に押さえます。骨盤の呼吸の動きを感じられる程度に柔らかく。体重がかからないように力は少ないほど良いです。

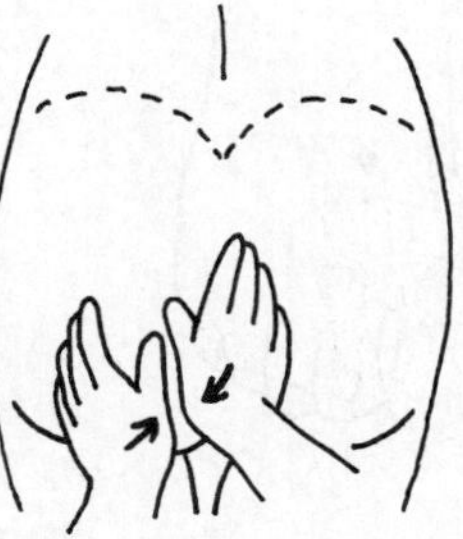

③両手の力を少しずつゆるめていきます（相手が3回以上呼吸するくらいの時間をかける）。骨盤全体が呼吸のたびに大きく動くようになるかどうかに注目します。手に力が入ってきやすいので10呼吸くらいしたら手の力をゆるめなおしたり、ふれている位置を微調整してリラックスしやすくしましょう。2〜3回くり返す。

④ふれられている側は、手のひらの当たっている部分が温かく、下腹も温かくなればOK。呼吸の変化が感じられないときは、押えるポジションを微調整してみること。ふれる手の力、とくに指先の力が自然に抜ける感じのするところがベストポジションです。ふれているあたりがお互いに温かく感じられればOKです。

※これをやる前に、165頁の**腰椎4番の弾力法**をやっておくと、よりうまくいきます。

Pair

骨盤に弾力をつける足指のポイント

楽に

冷え、腰痛、骨盤の引き締め

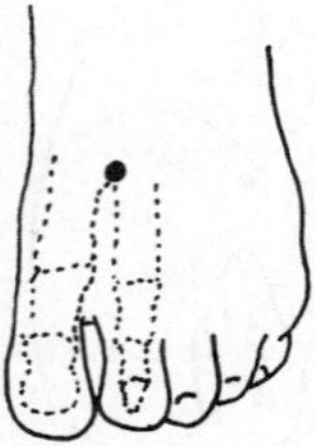

前項では施術者が直接骨盤にふれて、骨盤底部の弾力をつける方法を紹介しましたが、その他に、足の指を使って弾力をつける方法もあります。こちらは自分でもできますが、姿勢的にキツイ人も多いので、やってもらう方が楽です。自分でする場合は同じ指を足の裏から狙う手もあります。土踏まずのあたりです。挑戦してみてください。

①足の親指と人差し指の間を甲の方向にさかのぼって行くと、骨と骨の谷間がちょうどなくなるところがある。ここを親指に向かって爪の先でちょこんと押す（骨盤底部が硬くなっていると、硬くてすごく痛い）。硬くなっているほど、滑るような感じがして当たりにくいが、なるべく力を入れないように角度を少しずつ変えてみる。

②押したまましばらくすると（目安は10呼吸）、お尻の下のほうから温かくなってくる。

③（さらに10呼吸ほどそのままにして）下腹も温かくなってくればOK。

内くるぶしを押して冷えをとる

楽に　冷え、腰痛、便秘

Self

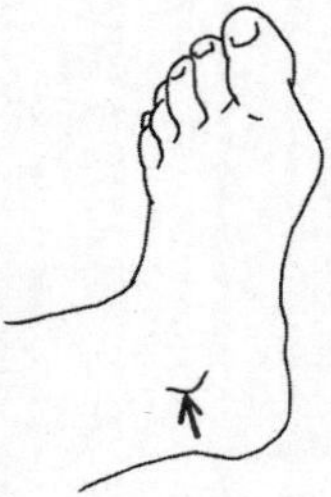

内くるぶしの骨の後ろ側を前の方に向って押す。冷えて、硬くなっているとき押すと痛い

冷えで骨盤底部が硬くなると、同時に足の親指と人差し指の間が硬くなりますが、この時、足首のくるぶしも外側方向にねじれて同時に硬くなっています。ここを使って冷えをとることもできます。

①手の親指でくるぶしの内側を後ろから押す（冷えて硬くなっていると痛い）。

②くるぶしの骨にコツンと当たる手ごたえがあるように押さえ、当たったら少しだけ力を抜いてしばらくそのまま（目安は10呼吸）。

③お尻の下から温かくなり、やがて下腹も温かくなります。

1月

厳冬期。
最大限に縮む＝集中する身体

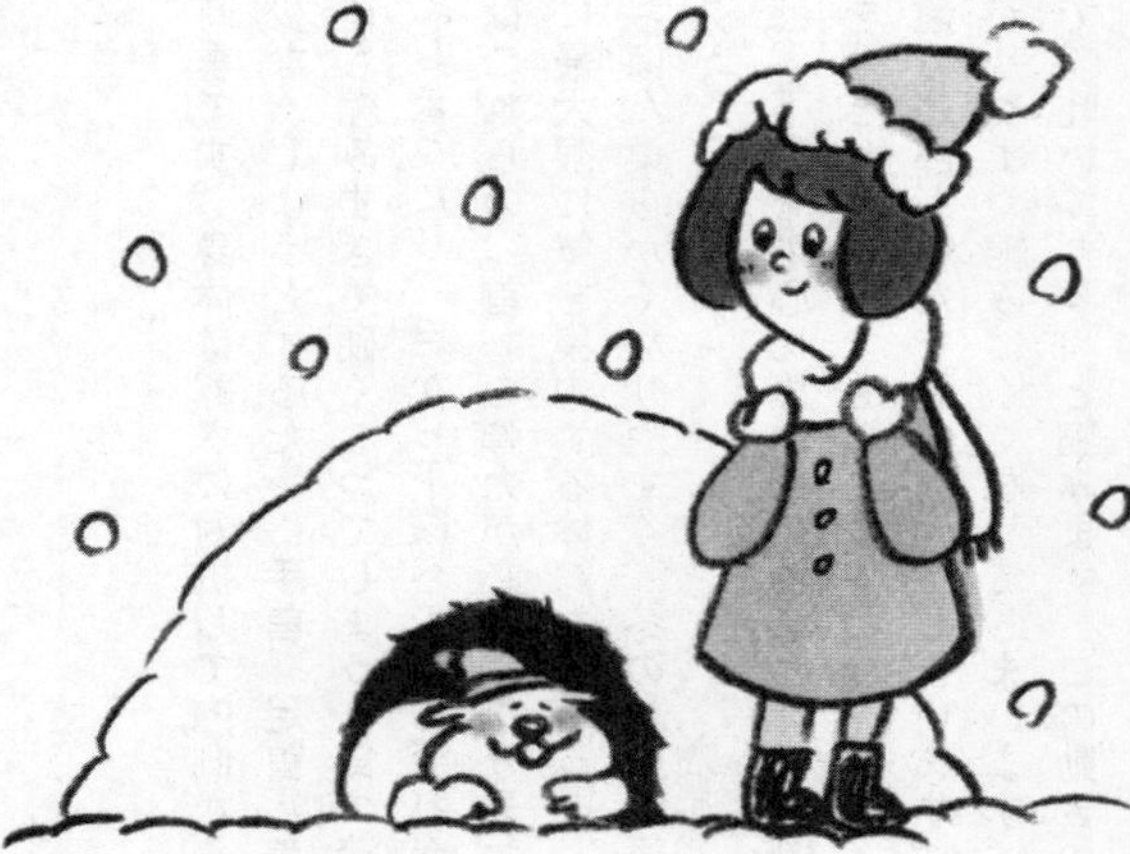

厳冬期にぜい肉を落とす

1月は1年のうちでいちばん冷える時季です。身体は寒さに対抗して内側から温まろうとします。また、放熱をできるだけ少なくしようとするために**手首**、**足首**、**首**を引き締めて対応します。ところが手首も足首も縮みすぎて硬くなってしまうと気の流れが滞って、**のぼせ**（＝頭の中に気がつまる）てしまったり、足から下腹への気の流れが弱まって**下腹が冷える**ことになります。1月はこれらの「首」の弾力が必要になります。

骨盤では、**骨盤の上部**が縮んで下腹に最大限に気を集中する体勢を作ろうとします。また、筋肉の状態から見れば、夏がいちばん柔らかくなりやすく、冬のこの時季にもっとも収縮する力（＝筋力）が高まりやすくなっています。

これらの身体の反応をうまく活かせば、下腹を中心に集中力のある身体になりやすい時季といえます。また、うまくぜい肉を落とせる時季でもあります。

ただし、冷えて足首が硬くなると**骨盤の底部**も縮んで硬くなってしまいます。骨盤底部が縮みすぎると、上部はかえって広がりやすく縮みにくくなってしまいます。

呼吸のたびに骨盤は、吸って膨らんで、吐いてぎゅっと縮みます。この動きのストロークが大きくて力強いほど、下腹に気を集中する**丹田ポンプ**の馬力が大きくなり、お腹の中から温まるとともに集中力も高くなります。寒くても「自家発電」能力を高めて温かくなることができる身体になります。丹田への気の流れが最も強くなる1月は、とくに骨盤の弾力が要です。

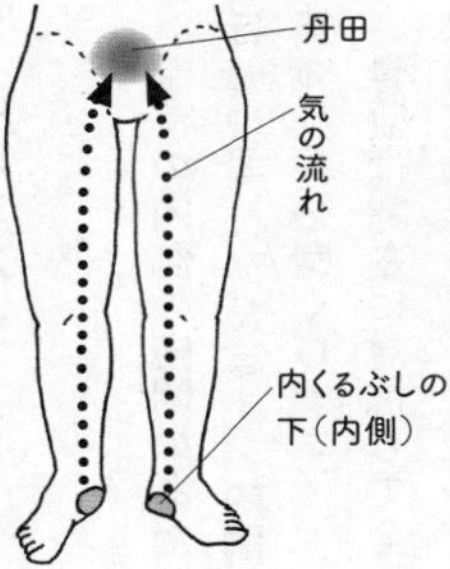
丹田
気の流れ
内くるぶしの下（内側）

内くるぶしの下のあたりが気の取り入れ口と見ればよい。ここから脚の内側を通り、丹田（下腹）に向けて吸い上げ、丹田に圧縮して集中する。1月はこの流れが最も強くなる

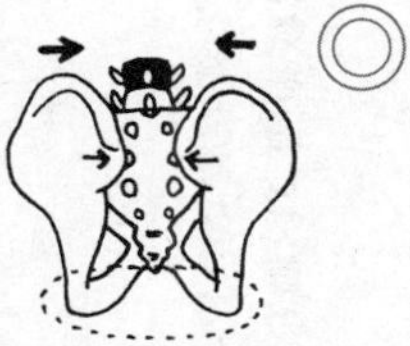
◎

骨盤上部が縮む＝丹田に集中
骨盤上部に縮む力がある
＝腰椎4番にも弾力がある

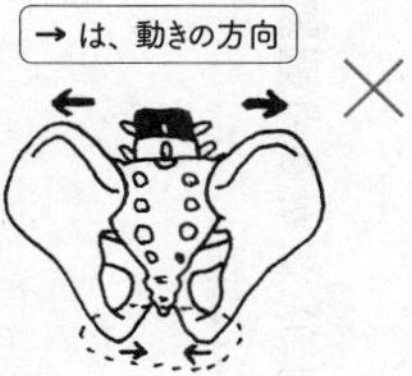
→は、動きの方向
×

骨盤底部が冷えで縮んで硬くなりすぎると骨盤上部が広がり縮みにくくなる
＝腰椎4番が硬くなっている

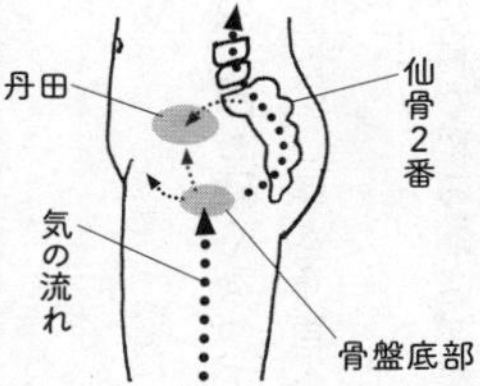
丹田
仙骨2番
気の流れ
骨盤底部

仙骨2番から丹田へダイレクトに力強く気が流れる（骨盤上部が縮むとき）
骨盤底部が硬くなりすぎると、ここで流れが滞る

1月のメニュー

手首の内側の**内関**《ないかん》のあたりが冷たくなってしまうと、同時に首の上部も硬くなってのぼせやすくなります。**内関に気を通して首の緊張をゆるめ**（187頁、Self）、頭から首への気の流れを良くします。

骨盤は寒さに対抗して全体的に縮もうとしますが、骨盤の底部だけが縮みすぎて硬くなってしまうと、かえって骨盤の上の方が広がって冷えやすくなります。縮みがちな**骨盤底部をさらに少しだけ余計に縮めるようにふれる**（188頁、Pair）と骨盤が息を吹きかえすように動き始め、骨盤底部の弾力が回復します。さらに**仙骨2番に気を通し**ます（189頁、Pair）。仙骨2番はこの時季敏感になり、冷えを感じてカイロ等を貼りつけて温めたくなる所でもありますが、敏感さとは気の通りやすさでもあります。この機会を利用して仙骨2番に気を通し、丹田へ向う気の流れを強化しましょう。

冷えの焦点になる**内くるぶしの下に気を通し**（190頁、Self）、丹田に向う気の流れを強化します。また、冷えがきついと**ふくらはぎの上部の腎臓の反応点**（191頁、Self）が硬くなります。押してみて硬くなっていれば、ここにも気を通しておきましょう。

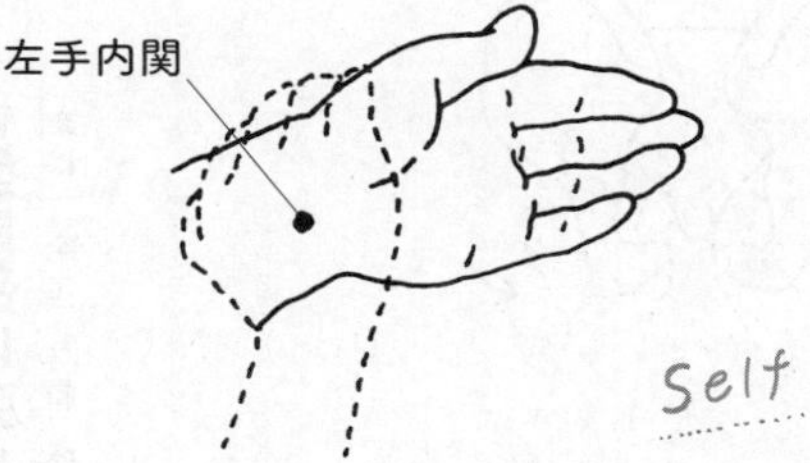

頭と首の緊張をゆるめる（左手の内関《ないかん》）

楽に　のぼせ、眼の疲れ

首が硬くなっていると、気の流れが滞って頭から下りてくることができず、のぼせた状態になります。首をゆるめる方法はいくつかありますが、ここでは左手の内関《ないかん》を使って、首上部の緊張をゆるめる方法を紹介します。

①左手の内関（手首内側のしわあたりから指3本分ひじ寄り）を右手のひらの中心で温めるようにさわります。左手首をそっとにぎる感じでもかまいません。つい力を入れてしまいがちですが、抜くように意識しましょう。

②10呼吸ほど数えてからふれている手をあらためてゆるめてみます（2〜3セット）。首の上のほうが温かく、やがてみぞおちも温かくなり、前頭が涼しくなればOK。

その他、12月で紹介した、耳の下あたりを両手で温める方法（176頁参照）も有効です。

骨盤底部に弾力をつけ元気な下腹に（座骨、仙骨）

楽に　冷え、腰痛、骨盤の引き締め

1月はとくに骨盤がぎゅっと縮む時季。骨盤の下部の動きがよくなると、骨盤上部も縮みやすくなります。

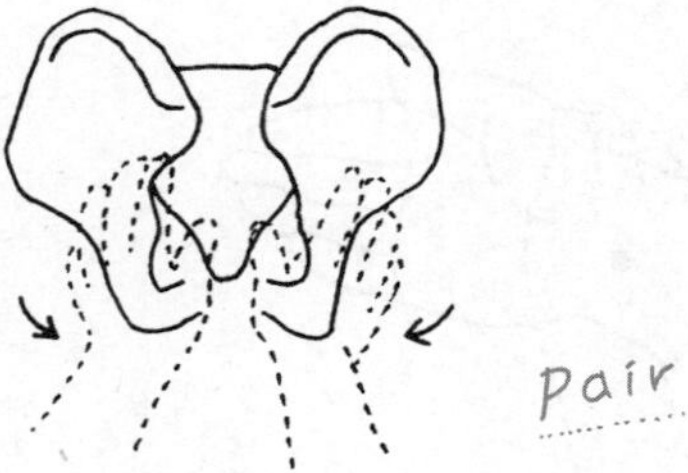

a．座骨から骨盤底部をゆるめる

①うつ伏せに寝ます。

②施術者は図のように両手で座骨のあたり（＝骨盤底部）をつつむようにふれます。おしりを少し内側に寄せて軽く押さえてから、少しずつ力を抜いてゆるめていきます（相手の3呼吸分以上かけて）。ゆるめたところで手のひらで呼吸の動きを感じながら10呼吸くらいキープするとよいでしょう。

③これを2〜3回くらいくり返し、呼吸が深く大きくなってくればOK（やってもらっている方は、丹田（下腹）が温かくなります）。

※人によっておしりの大きさも感触（硬さ・柔らかさ）も全

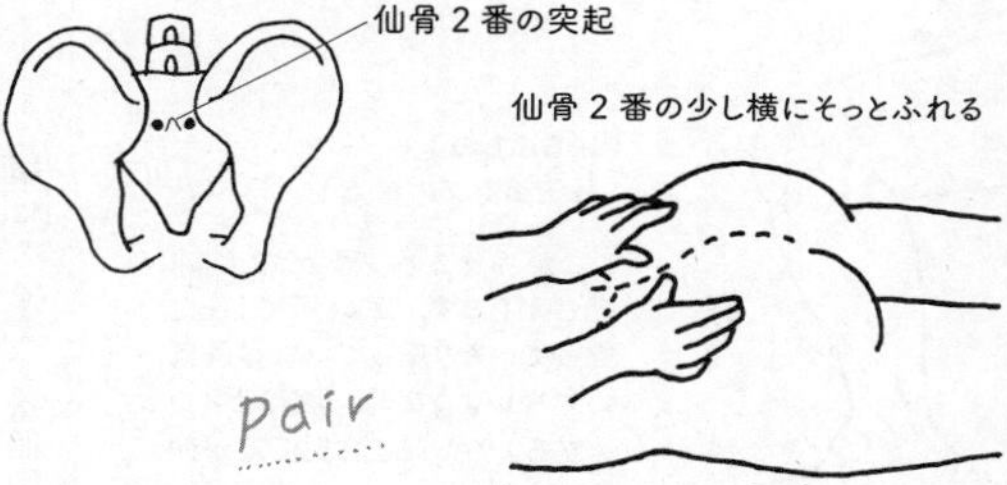

く違います。座骨（お尻の下で腰かけたときに当たるところ）のだいたいの見当をつけて、やってみてください。うまく場所と方向が合っていれば呼吸が大きくなる反応をしてくれるのがわかります。反応がハッキリしない場合はポジションを少しずつ変えてトライしてみてください。

b. 仙骨から下腹に気を通す

①まずは仙骨２番を探します（腰の骨の上を骨盤の下のほうにさわりながらずらしていくと、最初に骨に当たる（抵抗感がある）あたりが仙骨２番の突起）。

②仙骨２番の突起から指２本分くらい外側の位置に、親指の腹で軽くふれ、力を入れずキープします。

③骨盤が大きく呼吸し始める手応えを手で感じられるようにゆるやかにふれておく。下腹が温かくなります。目安は10呼吸×２〜３セット。

※これをやる前に、165頁の**腰椎４番の弾力法**をやっておくと、よりうまくいきます。

楽に くるぶしとすねの内側で冷えをとる

冷え、骨盤の引き締め

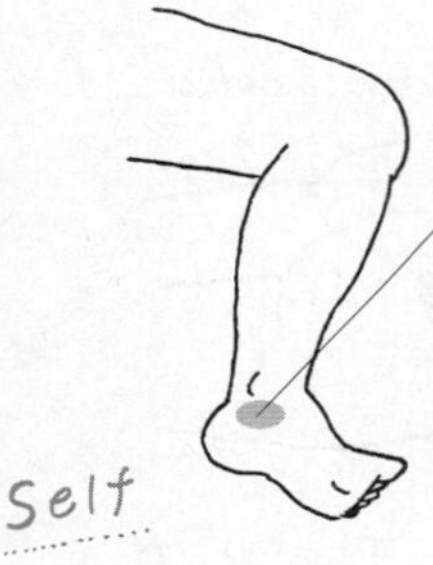

内くるぶしの下
(丹田ポンプの起点)

ここが冷えると「腰が冷える」感じがします。寒い所でじっと立っていたり座っていなければいけないような時、腰にカイロを貼るよりも、ここに貼る方が効果があります

今月の冒頭でふれたように、内くるぶしの下は、「丹田ポンプ」の気の取り入れ口です。ここが冷えると冷たく硬くなります。暖房をしていても足下は寒い場合もあるので、実質的にはいちばん冷えやすい場所です(左足の方がより冷えやすい)。うんと冷えるとふくらはぎも硬くなります。併せて気を通すことで、気の流れがスムーズになり、冷えもとれ、お腹の中から温かくなります。

a. 内くるぶしの下

手のひらで、内くるぶしの下を温めるようにふんわりさわります(自分でやる場合は、右手のひらで左足側を押さえる方がより反応がよい)。10呼吸ほどキープして、

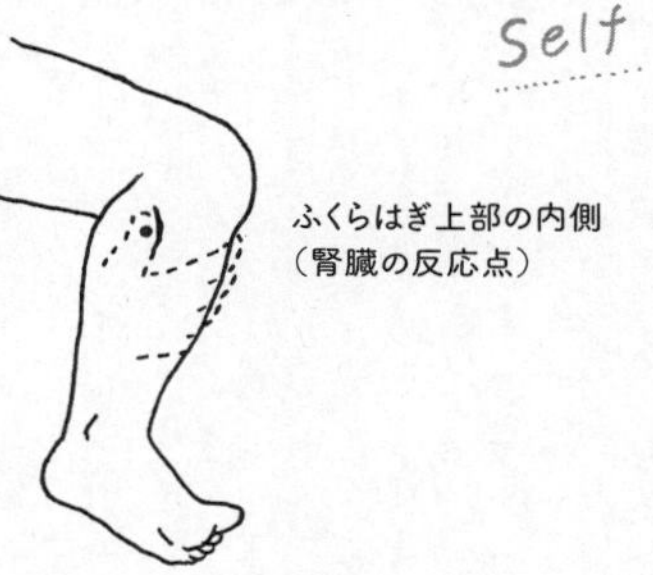
Self
ふくらはぎ上部の内側
（腎臓の反応点）

お尻の下、腰、次に丹田（下腹）が温かくなればOKです。

b. すねの内側

ひざの少し下のすねの内側（＝ふくらはぎの筋肉の上部）の部分を、親指などを使って角度を変えて押してみて、硬くて痛い角度を見つけます。見つけたら、いったんやや強めに押し、押さえる角度をそのままにしてゆっくりと半分くらい力を抜いて押さえ続けます（目安は10呼吸ほど）。

まず腰の上のほうが温かくなり、次にへそのまわりも温かくなればOKです。左の方が冷えやすいので、左側だけで良いでしょう。

ただギュウギュウ押しても痛いだけで、あまり効果がありません。痛い所を見つけたら、力を抜いていく過程に集中すること。どうしても押すことに偏りがちですが、**ゆるめてゆくときに気の通りは良くなるとい**

うことが基本です。また集中すると呼吸を止めてしまいがちになりますが、呼吸を止めるとやはり反応が鈍ります。呼吸を数えながらゆるめてゆきましょう。場所がわかりにくいときは2～3か所位置や角度を変えてやってみてもいいでしょう。

Column

季節によって移動する「冷え」

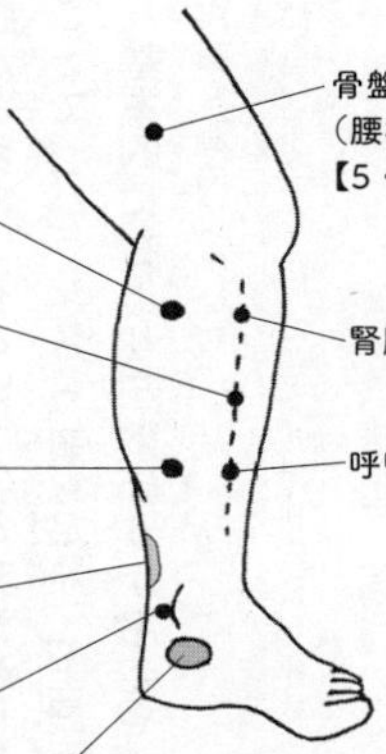
腎臓（腰椎３番）
【6・10月】
どの季節でも冷えが
強いと硬くなる
骨盤内（丹田へ影響）
（腰椎４番）
【5・11月】
消化器（腰椎２番）
【7・9月】
腎臓
【7・9月】
呼吸器
呼吸器（腰椎５番）
【8月】
首・眼・頭（腰椎１番）
【3・10月】
骨盤底部（腰椎４番）
【12・2月】
直接下腹を温める（腰椎４番）
【1月】

季節による冷えのポイントをまとめると図のようになります。脚のどこかが冷えるとそれぞれのポイントに対応する腰椎が硬くなり、関係する器官が不調になりやすくなります。

冷えるということは、どこが冷えても結果的に下腹が冷えるということであり、下腹の力が抜けるということでもあります。また、同時に頭が熱くなる（のぼせる）というアンバランスを生みます。夏の時季は脚が冷えると胸に熱がこもりやすくなります。冷えるのは寒い冬だけではありません。夏は夏なりに冷えやすいポイントがあります。エアコンなどでも当然冷えます。冷えが解消され、お腹が温まれば呼吸が深くなり、眠りも深くなります。

冷えに反応するポイントは季節によって変わります（敏感になっていると押すと硬くて痛い）。それぞれの敏感ポイントに気を通してからお風呂などでお湯で温めると、お腹まで温まります。

つまり、冷えとは、頭や胸に熱がこもり、オーバーヒートした状態になっていて、下腹が冷えているということでもあります。上半身の熱を発散させるか、下半身を温めることで、バランス（「頭寒足熱《ずかんそくねつ》」「上虚下実《じょうきょかじつ》」）が良くなります。

基本的に右より左のほうが冷えやすいので、左に重点をおけばよいでしょう（もちろん右も温めてよい）。

付録
整体は初めてという人のためのQ&A

Q　ひとことで言って整体って何ですか？

身体を物理的に治したり、修理したりということでなく、身体のはたらきを調整して、元気を引き出す技術です。呼吸が深くなるということが鍵です。

Q　病気を治すんですか？

痛みを楽にしたり、気分をよくしたりするということはありますが、病気を治すことは直接の目的ではありません。

Q　整体って必要なもの？

手を用いるような「原始的」な方法がなぜ必要とされるのかということですね。私は高度な医療のある環境であるほどむしろ必要度が高まるものだと思っています。医療を始めとする技術環境はもちろん私たちにとってありがたいものではありますが、身体を外部からコントロールしたり保護したりする技術が高度になるほどそれに反比例して生き物としての活力は萎縮しがちです。実際、平均寿命が延びているのに健康不安はかえって大きくなっていますね。

やはり生き物として自律的に生きようとしないと元気は生まれてこない。ハイテク環境の中でこそ身体の調整能力を最大限使えるようにすることそのものが元気の素になるということですね。整体は自前の調整力＝元気の素を開発するためのメソッドです。

Q　骨盤や背骨の歪みを矯正するんですか？

ここでは「背骨や骨盤の歪み」といわれる状態を、身体が自らバランスを取るための動きの途中の状態としてとらえます。ですから矯正して元に戻すのではなく、その動きを積極的に促して自らの動きのリズムの中でバランスを取れるようにほんの少しの補助をするようにします。

Q　具体的にはどういうことをするんですか？

①そっとふれて気を通す方法

基本的に矯正する方向に力を加えるようなことはしません。逆に歪んでいる方向＝動こうとしている方向に手を添えるようにそっとふれるだけです。あるいは季節によってとくに反応が敏感になるポイント（穴《ツボ》）にフワ〜ッとふれる。そうすると自動的に呼吸が深くなる反応が起きて、自ら最適なバランスや体勢を選ぶ方向に動きます。

また強く押して刺激したり、「気（エネルギー）を注入する」という考え方もとりません。身体を動かす疲れよりも「神経を使う」疲れ方が大きい現代社会では微妙なふれ方のほうが反応が良いのです。

「気を入れ」ようとして力んでしまうと反応がやはり鈍ります。手のひらと「好反応ポイント」（＝穴《ツボ》）を軽くふれ合わせて、手と身体が互いに響きあうような感じから全身に反応が広がるように誘導します。つまりふれられる身体のほうがただ受け身になっているよりも身体の側からも自ら反応し、**手と身体の双方が共鳴する**イメージが大切です。

②微妙運動とゆるめポーズ

身体は腰椎（1〜5番）を動きの要としながら姿勢のバランスをとり、緊張したり脱力したりをくり返しながら活動しています。疲れがたまると、この腰椎のバランスをとる動きが硬直してなめらかに動かなくなり、リラックスできなくなります。呼吸も深く滑らかにできなくなります。

そこで身体の動きの要になるそれぞれの腰椎の微妙な動きを回復する運動とそれぞれの腰椎の緊張をゆるめる脱力ポーズを必要に応じてします。季節によって敏感に反応する腰椎が変わりますのでそれに対応していきます。

この調整の運動はかすかな動きなので「微妙運動」と呼んでいます。それぞれの腰椎に対応して5種類の運動があるわけですが、普通の体操との違いは、**小さく動かすほどよろしい**ということです。各腰椎を呼吸に合わせて、微妙にゆっくり揺らすように動かすことで、動きが全身にさざ波のように広がって全身がリラックスします。

Q 「気を通す」ってどんな反応が起きるんですか？

・手のひら、それと同時にふれられている身体の中が温かくなる
・ふれているところ以外のからだのどこか（たとえばお腹の中など）が温かくなる
・体表が涼しくなる
・何かが流れている感じがする
・ジーンと振動するような感じがする
・筋肉がゆるむ（逆に一時的に張ってくる感じがすることもある）、リラックスする
・筋肉がぴくぴく動く
・呼吸が深くなって（下腹で自然に呼吸）ほっとする・落ち着く感じがする
・下腹が引き締まる感じ・重心が下がる感じがする
・頭・首・肩が軽くなる

・視界が明るくなる
感じ方は人それぞれ違いも大きいのでこれらの感覚が分かりにくい場合も、なんとなくいい感じがすればOK。最初からよく感じるという人もいればだんだん分かるようになる人もいます。感じる感じないにかかわらず反応は起きています。

Q　いつどんな頻度でやるのがいいですか？

できる環境があればいつでもいいですが、就寝前などがいちばん落ち着いてしやすいと思います。何度やっても害はありませんが、たくさんやる方が効果が大きいわけではありません。また一生懸命やりすぎると緊張が強くなってうまくいきません。

Q　ふたりでやる整体とひとりでの整体の違いと注意点は？

自分でやる場合よりも人に対してするほうが難しいと思われがちですがそれは逆です。自分に対してしようと意識すると緊張が強くなってしまいがちでかえって難しいのです。

共通する注意点は、一生懸命やりすぎないこと。

手の力が入らないように、とくに指先の力が抜けている感じがいいです。ついでに手首・ひじ・肩の力も抜けているともっといいです。手の力の抜き方が分からないという人は、一度手をすぼめて少し力を入れてからゆっくり抜いてゆくのも方法です。

そのためには姿勢が前のめり（＝重心が前がかり）にならない方がいい。

■**ふたりでの整体**

人に対して整体する場合は、相手の身体に意識を集中してしまいやすいが、自分の身体の反応の方に意識の重点を置いておいたほうがリラックスして反応が良くなります（相手の方だけでなく自分の身体にも同時に反応が起きます）。

自分の姿勢をなるべく楽になるようにポジション（相手に対する向き方・姿勢）をとること。自分の身体の反応が気持ちいいものになるように時々自分の手や姿勢をリラックスさせます。

■**ひとりでの整体**

自分でする場合は、自分の身体を外側から意識すると（どうしてもそうなりがちですが）緊張が強くなってしまうので、ふれる側の意識（＝緊張のもと）を少なくして、ふれられる側の意識が中心になるように。むしろふれられている身体の側から手にむかってふれているように意識すると反応が良くなります。また、呼吸を止めないこと（集中しようとするほど息を止めてしまいがちになります）。

身体の緊張が完全にゆるむ（良い反応が始まる）**のは息と息の間**（吐く息と吸う息との間）なので、呼吸は自然にしている方が良い。そのためには呼吸を数えるようにしておくとよい（ただし意識的に大きく呼吸する必要はない、自然の方が良い）。

いずれの場合も呼吸が深くなるということが大切です。

呼吸が深くなるプロセスを見てゆくと、まず吸う息が大きくなり、それから吐く息が長くなって、息を吐ききって一瞬間が空いて息を吸うようになり、ゆったりとした静かな呼吸になります。

呼吸が深くなるということは身体の自己調整能力が高くなるということですから、呼吸が深くなるということそのものが整体の目標です。

Q　どういう症状に有効ですか？

いろいろな症状（痛いとか、気分が悪いとか）が結果として良くなりますが、身体の好不調の波そのものが身体の自己調整の過程でもありますから、むしろ自己調整の経過をスムーズにするのだと考えた方がよいでしょう。

本書で「身体の季節」を取り上げるのは、身体が季節の移り変わりに応じてつねにバランスを変えていくことそのものが活力を生むことになるからです。

Q　「骨盤が硬くなる」とか「胸がゆるむ」ってどういうこと？

骨盤や背骨のどこかが硬くなるとか緊張するということは、実際には骨そのものが硬くなるのではなく、まわりの筋肉が縮みっぱなしになっているということです。逆にゆるむということは筋肉がゆるむということです。

また、骨盤や背骨のどこかが硬くなっているということは、どの部分が硬くなっていてもその分呼吸が浅くなっているということです。どの部分もできるだけ柔らかく動く方が良く、また軽く感じる方が良いわけです。ただし他のひとと比べてもあまり意味はありません。ひとによってそのひと本来の柔らかさが違うからです。

また下腹には息を吸っても吐いても力があり、引き締まっている方が呼吸は深い。みぞおちの周りは柔らかいほど呼吸は深くなります。

Q　整体する前にやっておいた方がよい準備とかありますか？

リラックスできるほどいいですが、特別な準備がなくても大丈夫です。リラックス法をひとつ紹介します。

■整体前のリラックス法

楽な姿勢で両手を胸の前で向かい合わせます（これだけでも結構リラックスします）。
①両方の手のひらで呼吸をするようにイメージ（10呼吸ほど）
②両手の間の空間が膨らんだり縮んだりする感じになる
③手のひらと同時に手の甲の側でも呼吸するようにイメージする（10呼吸ほど）

④その感覚を全身の皮膚に広げて全身の皮膚で呼吸するようにイメージする（10呼吸ほど）

⑤全身がひとつの袋のようになって呼吸する感じになる

一生懸命イメージしすぎないのがコツです。

「なんとなくそんな感じで」くらいのイメージがいいでしょう。

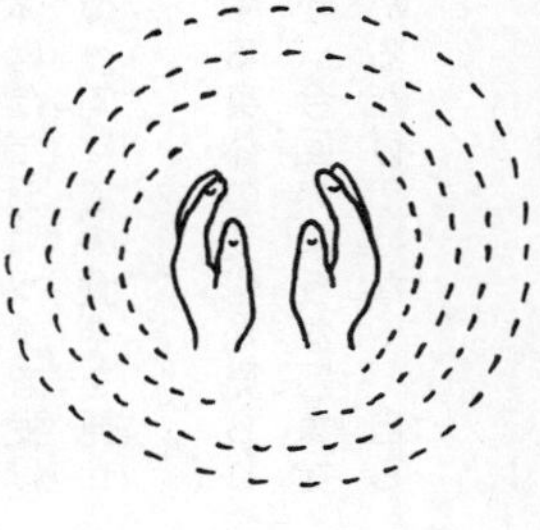

Q　どうして「整体かれんだー」は2月から始まるんですか？

1年を24等分して、季節の変化を表現した「二十四節気」では2月の始めに「立春」となり、その年が始まります。

身体の中でもこの時季に、バランスを新たな状態に移行すべく身体をゆるめ、排泄がよくなろうという反応が始まります。そこで2月から始めようというわけです。

身体の中の季節感として2月から始まる方がぴったりくるということです。身体をリセットしようとするとき、変化はいつもゆるむというところから始まります。

文庫本のための付録——解説に代えて

3・11以降の「身がままリポート」

私たちは2011年春、3・11大震災と原発事故で大きなショックを受けました。もちろん被災地に住む人たちと、少し離れた首都圏に住む人のショックの大きさはずいぶん違うと思われます。

それでも、首都圏に住む人たちの身体をこの1年間観察してきて言えることは、ショックは身体にかなり深く刻まれたということです。ただし、身体はただショックを受け止めるだけでなく、もう一方で自ら「復興」すべく、様々な回復へ向けての動きを見せてきました。

季節に対応する動きとは別に、例年にはない多くの人に共通する身体の変化が見られました。季節という環境の変化にも身体は能動的に適応しますが、今回のような巨大な震災・原発事故による環境の激変に対しても身体はただ受け止めるだけではなく、自ら適応しようとしているということです。

その過程は、大まかにいえば、〈ショックを受ける、同時に防御のために固まる〉↓〈身体の一部がゆるんでバランスを崩す〉↓〈全身がゆるんでリセットされる〉。少し別の表現をすれば、〈身体が固まる〉↓〈身体が流動化する＝症状が現れる〉↓〈身心の組み替え・回復〉ということになります。この過程は一度だけでなく、季節的変化とも連動しながら、くり返し起こり、より良いバランスを模索することになります。

私たちの身体は環境の変化に次々に対応して、自ら最適化すべく常に動いています。たまたまですが、3・11大震災の直前の3月7日から、そのときどきの多くの人の身体に共通する反応をリポートしようと思い立ちました。この1年間、結果として、整体という見地から見た震災後の身体のリアルタイムでの経過を「身がままリポート」としてTwitter上に記録することになりました。それを整理してまとめておきましたので、各季節の「かれんだー」とともに参照していただければと思います。

✼身がままリポート

2011年3月7日

今年は1月からすでに春めいた反応（右足三里敏感）。このところは寒暖の差が激しいので身体の左右のバランスの落差も大きくなりやすい。五十肩に似た肩関節痛が多かったです。風邪を引いたり、下痢をしたりした人は左右のバランスがリセットされます。

2011年3月15日

この度の大地震では、被災地から遠く離れたところの人たちも大きなショックを受けていると思います。ことの始まりから72時間以上が経ちましたが、お腹の力が抜けて少し現実感を取り戻す人、またよりいっそう不安感が強くなる人もいると思います。そこで気持ちを落ち着ける方法を一つだけ。胸の前で両手を軽く合わせて「祈り」の形をとると、祈りの気持ちが特別になくても胸がゆるんで落ち着きます。指はピンと伸ばさないでゆるんでいる方がいいです。

2011年4月3日

震災のショックから3週間経ったところで、身体の反応の節目になっています。不調になる人がここ数日増えています。身体の力が一部抜けてバランスが一時的に崩れやすくなっています（「地震酔い」の人は少なくなってきました）。
身心の安定の鍵は足三里です。膝小僧の下のあたりを両手で包むようにしてふれ、息を吸う時に手を少し引き締め、吐くときに力を抜く。呼吸が自然に深くなればＯＫ。リラックスし始めています。

2011年4月15日

このところ続いた大きな余震で「地震酔い」が復活傾向です。3週間目以降、身体の右側はゆるんでいるので、揺れのショックで身体の左側だけが縮んで左右のバランスが余計に崩れます。

〈緊張のボトムをゆるめる〉

地震ショックで一番ゆるみにくいのは左側の「尾てい骨」周辺です。胡座《あぐら》の姿勢で左の内くるぶしを手で包むようにさわる。ふれているところが温かくなるまで手の力、腕の力全体を抜いていく。くるぶしと一緒にお尻の下が温かくなってくる。緊張があるとどうしても手に力が入るので、手の力をくり返しゆるめるようにするのがコツです。相変わらず左右の足三里も要です。

2011年5月7日

震災から49日が過ぎた連休の頃から、首都圏周辺の人をみる限り震災ショックによる身体の興奮・緊張はだいぶおさまってきました。身体が日常回帰しているということですね。

とはいえ、現実の環境は元の日常には戻らないわけで、とくに原発事故は社会・自然環境にとって「慢性病」化しそうな気配です。「原発不安」は不安を意識するか否かにかかわらず、身体に沈着するでしょう。

安心したいという反作用も同時に働くので、「不安じゃない」人も不安を押さえ込みすぎると、不安と一体の胸の緊張は強くなります。むしろ不安は不安として素直に感じている人の方が緊張はゆるんでいきやすいといえます。

2011年5月24日

震災から10週を経過、局部的にゆるみにくいところが浮上してきました。胸の真ん中（＝胸椎5番）です。ここは免疫反応（風邪・アレルギーなど）と不安心理に関わります。連動して腰の一番下（＝腰椎5番）の動きも硬くなりがちです（ぎっくり腰注意）。

〈胸をゆるめる〉

仰向けで胸の真ん中あたりに両手を乗せる（重ねない）。指先は伸ばさないで丸め気味がいい。そのまま両手の力をさらにゆるめると、手の重みが微妙にかかってわずかに胸を左右に広げるような感じになります。胸がゆるんで呼吸が自動的に深まります。

2011年6月11日

3・11から90日、身体のアレルギー的反応（皮膚炎、鼻炎、くしゃみ、咳等）や下痢、頻尿等の排泄反応が前月から引き続き多彩で活発。3・11ショックで例年の春の季節的反応が遅れて起きているのか？　はたまた放射性物質に対する排泄反応なのか？　もし放射性物質に対する排泄反応であるならば、身体は正しい反応をしているということになります。いずれにしろ梅雨には、身体は夏への適応として汗をかきやすい身体に変わっていこうとします。腎機能も反応が敏感。さらに排泄を高めるチャンスでもあります。

2011年6月20日

震災から100日経過。6月に入ってから「すごく眠い」という人が多い。脱力傾向が続いて骨盤ゆるむ。胸の真ん中（＝胸椎4・5番）はなかなかゆるみにくい形勢です。だるかったり眠かったりすることに抵抗しすぎると、うつを生みます。ここはだらだらがいいと思います。脱力・脱欲・脱原発……「after 3・11」のゆるい呪文……。

2011年7月5日

3・11ショック以来の胸の緊張（＝胸椎4・5番）がなかなかゆるまないうちに気温30度超えの日々を迎えてしまいました。胸がうまくゆるまないと胸の中心部の体温が下がりにくくなって熱中症も起こしやすくなります。

7月中は左右曲げの動きに身体のバランスが敏感に反応し、全身のリラックスの要になります。気がついたときに首や身体を少し横に傾けておくだけでも、胸の緊張がゆるみやすくなります。

2011年7月15日

もう一つ、7月の暑さ対策です。胸に熱がこもってしまうと疲れます。脚のすねの骨の内側を押してみると骨にコツンと当たって痛く感じる角度があります。そのまま30秒程度腕の重みを乗せる程度に押さえておきます。

すねに沿って3か所くらい（とくに左脚）。最初胸がムッと熱くなってきますが、しばらくすると肩から上が涼しくなってきます。押さえるところはすねの骨ですが胸（＝胸椎7・8・9番と胸椎4番）がゆるんで放熱しやすくなります。

2011年8月8日

「震災ショック＝胸の緊張」は未だほぐれていません。本来であればこの時期（＝8月）には、胸が最大限ゆるんで胸からどんどん放熱してくれるのですが、なかなかうまく機能しにくい状況です。おまけにこのごろは湿度の高い日が多いのでなおさらです。

〈ぎっくり腰注意報〉

胸がゆるみにくい状態のまま「ならばその代わりに」ということで、骨盤がゆるむ人もかなり見うけます（これもひとつの適応だと思います）。腰椎4番と5番がくっついて硬くなっている（＝夏バテ状態の）人も多いです。「ぎっくり腰」に要注意ですね。

2011年9月12日

胸椎4・5番に残った〝震災ショック〟が、8月の暑さに適応するうちに少しはゆるむことを期待していたのですが、結局ゆるまないまま震災後6か月を過ぎてしまいました。胸がゆるまない上に湿度が異常に高い日々が続いたので胸に熱がこもったままになっています。

仰向けになって、片脚を横に広げ、同じ側に首も傾ける。身体全体が突っ張らない程度に横に曲がった姿勢になると、胸の下の方やみぞおちの周りがゆるみやすくなります。身体の側面が涼しくなってくると胸にこもっていた熱が発散します。

2011年9月26日

とくに9月に入ってから、整体の現場では、胸の緊張をゆるめると手のひらがジーンとしびれるような反応をする人が多くなりました。半分以上の人に見られます。これは軽い過換気症状です。胸が急激にゆるむときの反応ですね。9月中旬がピークだったようです。通常なら私が見る範囲で10人に1人くらいの率の反応かと思われますが、今は異常な高率です。それだけ胸の緊張度が高いということだと思います。9月に入ってから身体の左右の差が大きくなって反応しやすくなっているということでしょう。台風15号が通過した後、一気に気温も湿度も下がり、ひじとひざが冷えて、のぼせて頭が熱くなりやすくなりました。寝付きが悪くなったり、眠りが浅く普段より夢見が多かったり、昼間眠くなったりしやすいです。〈頭熱い＋胸硬い〉→〈アレルギー傾向高まる〉ということになりそうです。

2011年10月12日

10月に入ってから、足三里（＝膝下外側）の反応が敏感になっています（本来なら春の反応）。寒さに向かう時季ですから、冷えから身体を守るために引き締めていこうというのが基本です。夏にゆるむはずの胸がゆるまず、ずっと硬い状況が続いているので、なんとか身体をゆるめて発散させる必要があるのでしょう。

2011年11月3日

震災後6か月過ぎた9月あたりから、時間経過が速く感じる人が多くなっています。胸の中心部の緊張は残るものの、それ以外の緊張がどんどんゆるんできているということでしょう。

全身的にはゆるむ一方で、10月末になって、腰椎5番と胸椎5番がそろって、より硬くなっています。ここが急激にゆるむと、アレルギー反応、パニック発作、腰や背中の痛みなどの症状につながります。下痢や風邪で経過できるのがいちばん穏当かもしれません。事故等での激突のショックの後、長い時間経ってから痛みが出たりする経過と同じで、ゆるみやすいところがゆるんで、ショックの焦点が浮上してくるのだと思います。同じような経過がこれからくり返されそうです。

2011年11月24日

36週目になろうとしていますが、相変わらず足三里の反応は敏感です。冬に向けて骨盤中心に身体を引き締めて、温まりやすくなろうという時季なのですが、この1週間は手足の力が抜ける人、過換気気味の人、骨盤が大きくゆるむ人が目立ちました。異様に暖かい日が多いのも関係するかもしれません。先月はあちこちで桜が咲きましたが、それ以外の花の季節外れの開花も多いようですね。暖かさと、震災ショックの継続等、複合的な影響を身体が受けているのかもしれません。

2011年12月15日

12月に入って、身体が温まりやすくなるために、本来は骨盤が縮まるのですが、むしろ思い切り広がる人も多くなりました。前腿やすねの外側の筋肉が張りやすくなっています。頭も春のようにゆるみやすくなっています。

足三里の反応も春のように強力です。足三里にそっとふれて、しばらくしてそこに湿り気を感じてくるようになると、骨盤に動きが生まれて縮みやすくなります。足腰の動きもお腹の動きも良くなります。眼の疲れを取るのにも有効です。

ここ数年を振り返ってみると、気候の変動が大きいせいか、骨盤が寒さに向けて縮む経過が安定しないことが多くなっています。それにしても今年は格別のような気がしますね。骨盤が広がるのも、なんらかの必要があってのことだと思います。

2011年12月29日

3・11大震災・原発事故以降の身体の変化をあらためて振り返ってみましょう。3・

11以降しばらくは、ショックと興奮で、アレルギーなどの免疫反応は、かえって抑えられていたようですが、5月以降、花粉症やアトピー性その他の皮膚炎などの症状が（ふだん皮膚炎になりにくい人にまで）多く見られました。5月にもかかわらず、春のように昼間から眠たいという人も多かったです。夏になっても、ストレスや環境情報に反応する胸椎5番の緊張はゆるみませんでした。秋から冬にかけては、風邪を引くと、炎症が治まらず長引く人が多く見られました。放射能も環境情報の一部ですから、その影響もあるのかもしれません。

例が少ないので、全般的な傾向かどうかわかりにくいですが、9月以降、免疫系の不安定さが自己免疫疾患などにも影響を与えているのではないかという印象があります。免疫系の安定に関わる胸椎5番は、同時に心理的ショック・不安にも関わります。9月以降は過換気症状や動悸、不安感が高まる人が増えました。胸椎5番の緊張は、身心のバランスを崩しながらも、段階的にゆるんでいくことになると思います。

2012年1月9日

12月下旬に急に寒くなったせいか、年末には骨盤が広がっている人は少なくなり、年が明けてからは、真冬らしく骨盤がぎゅっと縮む人が多くなりました。

相変わらず足三里の反応は敏感で、頭から足へ体表を流れる気の流れは真冬であるにもかかわらず春のように強く、眠りは浅くなりやすいです。

2012年1月26日

今週から骨盤の右側がゆるむ。春の変化が始まりました。「春節」にぴったり合ってますね。鼻がムズムズする人も出てきました。

2012年2月7日

骨盤(腸骨)・肩胛骨は右側が広がり始め、左側は寒さが厳しいのでむしろより縮む傾向です。左右差が大きくなり風邪を引きやすい状況になっています。今年は、1月からすでに春3月のようなのぼせ(頭が熱くなる)で腰椎1番とアキレス腱が硬くなりやすいです。右の肩胛骨が広がってくると、1月には目立たなかった胸椎5番・膻《だん》中《ちゅう》も反応が敏感になります。

膻中を押してみると痛い人が多い。免疫―アレルギー反応をおこしやすい状況になりました。2月には例年春の反応(＝足三里の活性化)が右側から始まりますが、今シーズンはすでに前年秋から足三里の活動が活発なので右も左もとても敏感な状態。ふれると熱くジーンとする手応えがある場合も多いです。引き続き、手三里、足三里からの発散がバランスの鍵です。

＊

震災後1年以上がすぎましたが、首都圏の環境の中でも多くの人がまだショックが癒えたとはいえません。「身体の復興未だし」という感じです。

胸椎の5番を中心とした胸の緊張は続いており、おそらく胸を中心とした全身の緊張をゆるめるべく、足三里（穴《ツボ》）の活動が活発かつ敏感というのが概況です。身体の季節的反応でいえば、春のように骨盤が開閉しながら全身がゆるんでゆくという経過をたどっていると思われます。

このような身体の「復興」過程をこれからも追っていきたいと思います。

あとがき

私が整体を見よう見まねで始めてから30年以上が過ぎました。

最初は直感だけを頼りにひたすら手でふれて気を通すということをしておりました。はじめて10年くらいしてからだったと思います。季節に応じて身体の感受性が変わり、バランスの取り方も変わってゆく。冷えやすい場所、反応が敏感なポイントが動いてゆくということがなんとなく見えてきました。

身体は同じところにとどまってバランスを取っているのではなく、つねに次なる変化に向けて能動的に動いているということが驚きでした。そして身体そのものが持っているこの季節的な動きを、身体を活性化する勢いとして活かすことが整体の大切な要であると考えるようになりました。

とくにワークショップの中では全ての人に共通であるこの季節的反応を軸にして実践を重ねてきました。

本書は最初の構想からすでに5年有余を経過してやっとまとめあげることができまし

た。つまり5シーズンの間くり返し内容を検証したことになります。その年によってそれぞれ特徴のある反応もありますが、また月別にまとめてありますが、実際の変化は前月の下旬あたりに始まる場合が多いです。その年によって時期が前後に少しずれたりもします。

また身体の季節動向は温度や湿度・気圧などの絶対的高低よりは相対的変化・リズムに対応しているようなので、首都圏から離れた地方でもかなり共通していると考えています。地方によっては独特な気候風土もあるので、多くの方にこの本をたたき台にして、さらに内容を深め、自在にバリエーションを生むように役立てていただければ最高です。身体の観方もメソッドもまだまだいくらでも発見・開発可能な場所に私たちは立っていると思います。身体観をより豊かにしてゆくことの一助になれば幸いです。

本書の最初のアイディアを頂いた吉田公彦さん吉田八重子さんにまずは感謝いたします。

本書は多くの人の手を経て出来上がりました。編集者長井治さん、岸本つよしさん、ライター中山法さん、河村ぢゅんこさん、日本エディタースクール宮千尋さん、本文イラストの若林妙子さん、カバーイラストの北浦果奈さん、共同作業ありがとうございました。文庫化にあたってカバーのイラストはあらためて若林妙子さんにお願いしました。

そしてまた整体の現場でお会いし、多くの数限りない教えを頂いた皆さんに感謝いたします。

著者

本文DTP制作　岸本つよし
本文イラスト　若林妙子
単行本　2009年12月　日本エディタースクール出版部刊